MW01439305

LA VIDA EN PAUSA

LA VIDA EN PAUSA

Diario de superación
de un cáncer
(en tiempos de pandemia)

María Del Valle

TÍTULO: *La vida en pausa.*
　　　　Diario de superación de un cáncer
AUTORA: *María Del Valle López*©
ILUSTRACIÓN CUBIERTA: *Adán Ramírez*©

1ª EDICIÓN: *septiembre 2021, La vida en pausa. Diario de superación de un cáncer en tiempos de pandemia. Ed. Hakabooks*©
ISBN: *9788418575976*
2ª EDICIÓN: *octubre 2023*
ISBN: *9798863789583*
SELLO: *Independently published*
DEPÓSITO LEGAL: B 16551-2021

Quedan prohibidos, dentro de los límites establecidos por la ley y bajo los apercibimientos legalmente previstos, la reproducción total o parcial de esta obra por cualquier medio o procedimiento, ya sea electrónico o mecánico, el tratamiento informático, el alquiler o cualquier forma de cesión de la obra sin autorización escrita de los titulares del copyright.
Todos los derechos reservados.

ÍNDICE

Prólogo	11
Diciembre	15
Primera sesión	23
Segunda sesión	33
Tercera sesión	51
Cuarta sesión	63
Quinta sesión	73
Sexta sesión	85
Séptima sesión	99
Octava sesión	107
Novena sesión	113
Décima sesión	119
Undécima sesión	129
Duodécima sesión	137
Decimotercera sesión	143
Decimocuarta sesión	149
Decimoquinta sesión	155
Decimosexta sesión y última	161
Nankurunaisa	169
Buenas noticias	179
Tres minutos en pausa	187
En modo Play	199
Acerca de la autora	203

A todas las mujeres que se enfrentan a sus miedos,
y por las valientes que nos dejaron.

Prólogo

Cada mañana pasan por el Hospital de Día cientos de pacientes. Cada uno con sus historias, sus problemas y preocupaciones.

Cuando los miro siempre me pregunto qué habrá detrás de esos ojos, lo que dicen sus miradas...

Comenzar un tratamiento de quimioterapia con una persona y su familia siempre es muy duro. Se siente un torbellino de emociones, duele veros llorar, la empatía nos hace conectar.

Seré tu enfermera y también tu compañera, en este período de tu vida no estás sola. Durante el tratamiento estaré a tu lado, compartiendo muchos momentos de confidencias, risas, lágrimas y abrazos. Las semanas irán pasando, mucho más rápido de lo que te imaginas, y juntas veremos la luz al final del túnel.

Tu recuperación será mi recompensa, y el enorme cariño que recibo es el combustible para seguir en este trabajo. La ilusión es la chispa que me enciende cada mañana, pero se tiene que ir alimentando, y vosotras lo hacéis posible. Es por vosotras, ya que enfermería no tiene, precisamente, gran apoyo y reconocimiento por parte de nuestras instituciones y mucho menos políticas.

¡Es tan importante la autoexploración!, no te asustes si detectas algún bultito en tu mama o en la axila. No te escondas tras un "ya se irá, no será nada, mejor no se lo digo a nadie de casa... ". Acude a tu médico y, si es necesario, correremos todo lo posible por ti. El cáncer de mama se cura.

Y para la que necesite un tratamiento de quimioterapia, ¡¡aquí nos tiene!!

Menos mal que no hay una imagen de mí ahora, escribiendo. No sé cuántas veces he parado para secarme las lágrimas, se me escapan solas, pero las acompaña una enorme sonrisa.

Muchas gracias y mil besos de parte de todo el equipo de enfermería.

María Sierra Mancha Moreno
Enfermera del Hospital de Día-Oncología. Hospital Moisès Broggi.

La vida en pausa

«Quizás el mejor adorno de Navidad
sea una gran sonrisa».

Jack Skellington
(*Pesadilla antes de Navidad*)

Maria Del Valle

Diciembre

Diciembre, un mes cargado de buenas intenciones y nuevas promesas. El año toca a su fin y es tiempo de hacer balance y limpieza de todo lo negativo, con el anhelo de que lo mejor esté por llegar.

Yo nací un mes de diciembre. Y ahora sé que, de nuevo en este gélido mes, he vuelto a nacer.

Soy de esas personas que se emocionan cuando llega la Navidad. Me encanta ver la ciudad engalanada con sus luces y estrellas brillantes, las tiendas decoradas con guirnaldas de colores, enormes abetos, sonrientes muñecos de Papá Noel y representaciones de tradicionales belenes por aquí y por allá.

Desde pequeña esperaba con ilusión estas fechas porque además coincidían con mi cumpleaños, y eso suponía un regalo más en mi lista. Claro que siempre estaba quién veía la ocasión propicia para ahorrárselo con la excusa de: «tu regalo ya te lo daré el día de Reyes».

Luego estaban las vacaciones escolares, las comilonas familiares con sus eternas sobremesas, las tardes de juegos reunidos Geyper con mis hermanos y primos, mi padre poniendo villancicos en el radiocasete y todos cantando desafinados. Infinidad de buenos momentos.

Y en medio de ese escenario tan navideño estaba mi aniversario. Al ser fiesta en la escuela siempre me libraba de invitar a mis compañeros a caramelos, aunque confieso que me hubiera gustado sentirme protagonista por un día y que me cantaran el "Cumpleaños feliz", como al resto de niños que cumplían los años durante el curso. No quiere decir que me gusten las grandes celebraciones, en realidad prefiero rodearme de mis cuatro amigos más íntimos y disfrutar de una velada tranquila.

Pero reconozco que hay una edad que marca un antes y un después en la vida de una persona: los 50. Es como que da cierto respeto cuando lo pronuncias en voz alta: «50». Sientes sobre tus hombros el peso de los años y lamentas lo rápido que se han pasado. Sin duda, los 50 merecen una especial atención, y, obviamente, un fiestorro.
Diciembre de 2019 tenía una fecha señalada en rojo en el calendario: mi 50 aniversario. Empecé a planear comidas con la familia, cenas de amigos y algún viajecito que reservaba para tal efeméride.

Diciembre iba a ser un mes extraordinario y me fui dejando llevar por la euforia, sin contar con que el destino es caprichoso y que muchas veces se empeña en tocarte las narices cuando parece que las cosas van mejor.

Quince días antes de mi cumpleaños fui a hacerme una mamografía. Un control rutinario que realizaba anualmente desde que me detectaron hace unos cinco años un fibroadenoma (un tumor benigno). Por suerte, aquel día todo quedó en un susto, lo cual no evitaba que pasara unos minutos muy tensos con cada revisión, después de los cuales siempre respiraba aliviada y dando gracias a Dios, al Karma y a la Providencia por encontrarme bien de salud. Pero en esta ocasión parecía que todos ellos se habían marchado de vacaciones y me habían abandonado a mi suerte.

Me detectaron un pequeño bulto en el pecho izquierdo. 50% de posibilidad de que sea malo, dijeron. ¿En serio? Me quedé igual que si me hubieran dado una bofetada, esperando recibir la segunda en la otra mejilla.

Con urgencia, me programaron una biopsia y una resonancia que confirmaría el peor de los pronósticos: tenía cáncer de mama. ¡Menudo regalo de aniversario!

Los días que se suceden a continuación, tras recibir una noticia como esta, pasan a cámara lenta, como reproducidos por un viejo proyector de cine; vas a trompicones sin saber dónde tienes la cabeza. Caminas entre la gente como si fueras una sombra, transparente, un alma en pena, un personaje sin guion. No sabes cómo procesar tantas emociones ni cómo afrontar algo así.

Puedes intentar ser valiente, pensar que las cosas pasan por un motivo que desconoces, que se trata de una lección de vida, una prueba de la que saldrás más fuerte, pero la simple y llana verdad es que te ha tocado un marrón de cuidado.

Pienso en la imagen de ese lazo de color rosa que tantas veces hemos usado para visibilizar la enfermedad y solidarizarnos con la causa, y me entran ganas de gritar de rabia: ¿qué tiene de rosa esta mierda?

En realidad su color debería ser el marrón, un marrón de mierda, como le llamó una chica en un foro sobre el tema que leí en Internet. Pues lo primero que haces cuando recibes una noticia así, además de desmoronarte, es buscar información como una loca para ver qué posibilidades de curación tienes, porque no nos engañemos eso es lo primero que piensas cuando oyes la palabra cáncer. Aunque al final, tienes que dejar de leer porque tanta información, tantos casos diferentes, acaban por inquietarte aún más. No sabes si lo tuyo es igual, es mejor o peor, si el tratamiento es similar o no, si te dará los mismos efectos secundarios o no. Naufragas en un mar de dudas.

Todo un mundo desconocido se abre ante ti.

Nadie que no haya pasado antes por algo así sabe la cantidad de sentimientos e interrogantes que en esos instantes estallan en tu cabeza: pánico, ansiedad, desolación, tristeza, rabia, impotencia…

¿Por qué a mí? ¿Qué he hecho yo para merecer esto? ¿Y ahora qué? ¿Voy a sufrir? ¿Lo superaré?

¡Qué puta mala suerte!

Con qué facilidad se derrumba todo. Adiós a las celebraciones, adiós a todo lo que tenía en mente. Todo se detiene: proyectos, viajes, trabajo, estudios…, la Navidad.
¿Cómo celebras la Navidad tras recibir una noticia así?

Paso las Navidades más tristes de mi vida. Mi 50 aniversario pasa sin pena ni gloria, y en un par de semanas comenzaría el tratamiento oncológico.

Tenía un largo camino por delante y, a pesar de todo el apoyo y las muestras de ánimo que recibía, estaba aterrorizada. Intentaba no pensar en ello demasiado, pero eso era como pedirle a un niño que se estuviera quieto. Necesitaba tener la cabeza fría para afrontar todo lo que estaba por venir. No me hacía ningún bien autocompadecerme y atormentarme con preguntas absurdas sin respuestas.

Tenía que aceptar la enfermedad, tener fe en que todo iba a ir bien, y encarar la situación de manera positiva para sobrellevar el impacto que iba a producir el cáncer en mi estado físico y emocional.

Así que recogí todos los pedazos en que me había roto y compuse una versión aceptable de mí misma para mirar el cáncer a la cara y vencerlo.

Ese era el reto que me había propuesto, mi propósito de año nuevo.

Maria Del Valle

La vida en pausa

«Aquella peculiar sensación, como soñada y también como de pesadilla de que todo se mueve y no se mueve nada, de cambiante permanencia que no es sino un constante volver a empezar y una vertiginosa monotonía».

THOMAS MANN

Primera sesión

20 de enero del 2020. Año bisiesto, año siniestro, según el refranero popular. No resulta muy halagüeño.

El tercer lunes de enero no es un lunes como otro cualquiera, sino el día más triste del año. También conocido como *Blue Monday*, ya que según parece es la jornada en la que acumulamos más tristeza por varios motivos: afrontar los gastos navideños sin haber cobrado aún el mes, el clima invernal, los propósitos de año nuevo incumplidos...

Y si a todo esto le sumamos un vendaval de viento y lluvia que azota Catalunya con fuertes ráfagas, el día no puede ser más deprimente para comenzar un tratamiento oncológico. Sin duda, para mí es un día muy triste.

Llego con el ánimo por los suelos al Hospital Moisés Broggi de Sant Joan Despí, el centro que me corresponde por lugar de residencia, aunque se trata de un consorcio entre varios hospitales de la zona que comparten los profesionales sanitarios del ICO (Institut Català d'Oncologia) de L'Hospitalet de Llobregat.

Aunque previamente había pasado por unas cuantas pruebas y visitas médicas en la clínica privada donde me detectaron el tumor, a la hora de recibir el tratamiento más idóneo decidí ponerme en manos de la sanidad pública, ya que cuentan con más recursos y, cito textualmente al especialista de la privada: «disponen de fármacos más adecuados a la especificidad del tumor».

Pues sí, aprendí que hay varios tipos de tumores, no todos los cánceres de mama son iguales: los hay hormonales y los hay que no lo son, el mío no lo era. Por su singularidad se calificaba más bien de tumor triple negativo, dijeron, y que era bastante agresivo aunque para arreglarlo añadieron que era «uno de los que responde mejor al tratamiento».

Me quedé con esto último para no desmoralizarme.

Sin embargo, hasta un minuto antes de empezar con la quimioterapia, albergo la absurda esperanza de que se hayan equivocado en el diagnóstico. Imagino que el equipo facultativo del Broggi, al examinar de nuevo «el estudio clínico y las laminillas», se da cuenta de que todo ha sido un error y llama para disculparse. Supongo que nos aferramos a un clavo ardiendo.

El martes 21 de enero, a las 10 horas, tengo cita con el especialista de oncología que me acompañará en todo el proceso. Le cuento que estoy nerviosa y angustiada, es «el temor a lo desconocido», como bien dice. Habla claro y sin rodeos mientras realiza un dibujo en un papel con las células que han provocado mi tumor, para explicar cómo estas se comportan, y qué fármacos van a administrar para reducirlo. Visto así parece fácil, me infunde optimismo.

Tendré que hacer dieciséis sesiones de quimioterapia, repartidas en dos ciclos con diferentes medicinas: el primero será de cuatro sesiones, una cada quince días, y el segundo será semanal hasta un total de doce. Al acabar, tendrán que operarme para limpiar cualquier resto que quede del tumor, y, por último, tocará hacer radioterapia. Este es resumido el pack completo que he adquirido. ¡Vaya, que me voy a pegar unos cuantos meses con esta movida! Contando que todo vaya bien, como mínimo hasta junio.

¡Menuda montaña tengo por delante!

Y ahora vamos a la parte importante de todo esto: los efectos secundarios. Le pregunto al doctor por ellos y contesta que los más habituales son: vómitos, mareos, cansancio, pero que suelen ser «bien tolerados». Para ello, suministran conjuntamente otras medicinas paliativas que reducen las molestias derivadas de la quimio, además de otras que tendré que tomar en casa durante los primeros días. Pero no quiere que me preocupe por ello porque a cada persona le afecta de una manera diferente. «Lo fundamental es hacer vida normal». ¡Qué gracioso! Como si fuera fácil olvidarse de todo esto y seguir con tu vida anterior.

Tras conocer al que será mi médico, ya estoy lista para recibir la primera sesión. Estoy muerta de miedo. Por suerte, no doy este paso sola, a mi lado está mi marido y eso me reconforta.

Espero en una salita pendiente de que salga mi número en la pantalla (como en el sorteo de la Bonoloto), de esta manera sabré a qué sección del Hospital de Día debo dirigirme. Voy un poco perdida, pero al entrar en el área de oncología oigo una enfermera que me llama por mi nombre. Experimento una extraña sensación, miro con temor a mi alrededor sin saber muy bien lo que va a pasar y sintiéndome observada por el resto de pacientes que se encuentran allí.

No puedo evitar sentir pena y autocompasión, pienso egoístamente que yo no debería estar aquí, me dan ganas de salir corriendo. Aguanto las lágrimas y aprieto fuerte la mano de mi marido, necesito su protección más que nunca.

Hay varias salas. En cada una de ellas hay pacientes, unas seis u ocho personas, más mujeres que hombres, la mayoría de mediana edad. Pronto se acostumbran a mi presencia, pues la novedad dura poco, como pude constatar.

El fluir de pacientes que vienen a tratarse es una constante. Tener cáncer es más habitual de lo que pensamos, es una enfermedad más con la que muchas personas tendrán que lidiar en algún momento de sus vidas.

Me siento en una butaca de color azul, desde donde observo expectante el continuo ir y venir de las enfermeras comprobando los monitores de los pacientes cada vez que suenan unos «bips» que se repiten por todo la sala como una mala sinfonía. Algunos pacientes parecen estar dormidos, otros miran el móvil o la tablet, o bien charlan con sus acompañantes, o bien con las enfermeras que los atienden.

–Las enfermeras son ángeles –oigo que dice una de las pacientes.

Me la miro incrédula, todavía es pronto para que comprenda el verdadero valor de todo lo que hacen por nosotros.

Me pongo cómoda. Estas sillas no están mal, puedo incluso estirar las piernas, están pensadas para pasarte varias horas lo más confortable posible mientras recibes la medicación, conectada mediante una vía a un gotero o porta sueros. Llevo un catéter subcutáneo en el brazo derecho y veo como entra el líquido en mi interior. No duele nada, pero soy un poco aprensiva y a veces tengo la sensación de que las venas se hinchan, la vía se obstruye y puede pasar cualquier cosa.

Vuelvo a tocar de pies a tierra y dejo las fabulaciones cuando mi marido pregunta cómo me encuentro. Está sentado en una silla justo a mi lado, atento a lo que necesite y aguantando toda la sesión igual que yo. He de estar un par de horas aquí, así que es un alivio estar acompañada y paso el rato más distraída.

El apoyo de la familia es fundamental para sobrellevar esta situación. Por mucho que intentemos ser fuertes y llevar la enfermedad lo mejor posible, hay cambios en las rutinas diarias, frecuentes visitas al hospital y altibajos físicos y emocionales que alteran el ritmo de nuestra vida familiar. Este marrón nos afecta a todos.

Tengo dos hijos, uno mayor de edad y el otro a punto de cumplir los 18. Ellos estuvieron al corriente de mi enfermedad desde el primer momento, pues soy muy transparente y me cuesta disimular los sentimientos, ¡vaya que con la cara pago! Así que tuve que ser clara con ellos y explicarles el tipo de tumor que tenía, quitarle hierro diciéndoles lo que todos ya sabemos: que es uno de los más frecuentes en las mujeres, que una de cada ocho lo padecerán a lo largo de sus vidas y que se puede curar si se detecta a tiempo. Y yo había llegado a tiempo.

Confío en que lo llevaremos bien. Son unos chicos muy responsables y sé que estarán a mi lado para lo que necesite. Vamos a intentar seguir con nuestras actividades diarias y normalizar la enfermedad en nuestro día a día. No quiero que esto se convierta en un drama. Vamos a disfrutar de los momentos juntos, y voy a dejarme mimar todo lo que quieran. Ahora mismo es lo que más deseo, como decía El canto del loco: *"Y eso es lo que quiero, besos. Todas las mañanas me despierten besos. Sea por la tarde y siga habiendo besos..."*

Aquí sigo, apesadumbrada. Noto un picor en la nariz al experimentar por primera vez nuevos olores: desinfectante mezclado con esencias para limpiar e hidratar la piel que está en contacto con la parte exterior de la sonda. Son detalles que a través de los sentidos se graban en el cerebro como una pesadilla.

Tengo que llevar el catéter durante todo el tiempo que dure el tratamiento, lo que nos ahorra muchos pinchazos en las venas y evita que estas se dañen. El lunes, antes de empezar con la quimio, estuve en el hospital para que uno de esos ángeles con nombre celestial, María, me colocara en el brazo un catéter venoso o PICC (Catéter Central de Inserción Periférica). Yo estaba como un témpano de hielo, muy nerviosa, y ella no paraba de hablar en todo el rato intentando ser agradable y haciendo que me sintiera a gusto.

Al final, tuve que reconocer que si no llega a ser por el buen trato y la calidez que desprendía María, me habría derrumbado. Me puso anestesia local en el brazo derecho y con gran habilidad fue introduciendo una fina sonda de unos 40 cm a través de una vena en la parte superior del brazo hasta llegar cerca del corazón, todo esto guiado a través de ecografía. Descrito así produce escalofríos, pero no sentí molestia alguna, y poco a poco me fui calmando. Había que conservar todas las energías para afrontar lo que se avecinaba.

—Esto es hacer un paréntesis, pasará rápido ya lo verás. —Sus palabras aún resuenan en mi cabeza.

Y en este momento de mi vida apreté el botón de PAUSA.

Maria Del Valle

«Combatimos el cáncer con todo tipo de cosas,
pero se nos olvida el amor.
Podría ser la mejor arma de todas».

Regina Brett

Maria Del Valle

Segunda sesión

4 de febrero. Tengo la próxima sesión el Día Mundial contra el Cáncer. Muy oportuno.

Las últimas horas han sido muy intensas. La quimio me ha dejado mal cuerpo, supongo que más por la tensión que por la medicación. Ya ha empezado a librarse la batalla dentro de mí. No sé cómo me afectará, si lo toleraré más o menos bien. Espero no vomitar, odio el olor a vómito.

Desde que salí del hospital me siento algo aturdida. No tengo ganas de comer, solo quiero tumbarme y descansar después de más de dos horas de medicación y la visita médica, y de todos los nervios acumulados. Bebo agua a todas horas, tengo mucha sed y una horrible sensación de boca pastosa y reseca. Me han aconsejado que beba muchos líquidos para hidratarme bien «por dentro» para evitar infecciones en las mucosas, y «por fuera» aplicándome crema hidratante en la piel, ya que se resiente bastante con el tratamiento. Pues a embadurnarse se ha dicho.

A la mañana siguiente me siento mejor. He descansado y tengo algo más de apetito, parece que no voy a vomitar. Es un pequeño triunfo. Debo tomarme unas pastillas (Ondansetron y Fortecortín), durante tres días, para evitar todos esos síntomas que he mencionado antes. Después, en principio, no tengo que tomar ninguna medicina más, a no ser que tenga malestar, así que permanezco a la expectativa de ver cómo sigue este proceso.

No me apetece salir de casa, estoy de bajón. Me agobio pensando en todo lo que me queda y lo que está por venir. Ahora mismo estoy llena de pensamientos negativos que enturbian mi mente. Paso el rato tirada en el sofá. Tengo todo el derecho del mundo. El oncólogo me previno de que tendría días así, más apática y sin ganas de hacer nada, por lo que no debo agobiarme. Simplemente descansar. Así que solo me levanto para cocinar y vuelvo al sofá. Intento distraerme un rato con la televisión o alguna serie, pero los ojos me escuecen y tengo que apagarla para descansar la vista.

Al cuarto día, me atrevo a dar un pequeño paseo y camino hasta mi trabajo, que está a unos veinte minutos de casa. Aprovecho para saludar a las compañeras y entregar el parte de la baja médica, pasaran meses hasta que pueda volver a mi rutina laboral. Me sienta genial socializar un poco, hablar con las amigas y reírme con los cotilleos. Incluso olvido por un instante que estoy enferma. Parece mentira que diga esto, pero voy a echar de menos trabajar.

La vida en pausa

Se me hace raro, tan acostumbrada como estaba a ir corriendo siempre de un lado para otro y hacer mil tareas en un día; ahora todo es más lento y apenas hago nada. Claro que en realidad es mucho lo que tengo que hacer y requiere toda mi atención: tengo que curarme.

El viernes estoy de mejor ánimo, he estado buscando en Internet información sobre pelucas y he encontrado una asociación cerca de mi localidad donde las prestan gratis, a cambio de una aportación solidaria. Esa misma tarde voy a visitar la entidad PICAM de Molins de Rei que asesora y ayuda a personas en procesos oncológicos, y además ofrece un servicio de Banco de pelucas nuevas o en buen estado. He tenido suerte porque me han dejado una nuevecita de pelo corto castaño que no me queda nada mal, aunque tendré que acostumbrarme a mi nueva apariencia.

Hablo con una señora muy amable que me da consejos sobre alimentación y cuidados de la piel para sobrellevar los efectos adversos. Me recomienda batidos de verduras y frutas por la mañana, lo que hoy llamamos *smoothies*, e insiste en que incluya el apio, pues parece ser que tiene propiedades muy beneficiosas para la salud (fibra, flavonoides, vitaminas A, B1, B2, B3, B6, C, minerales…). Sinceramente, lo probé unos días después, pero fui incapaz de bebérmelo. Así que mi cuerpo tendrá que buscar los beneficios de esta hortaliza en otros alimentos.

Desde estas líneas me gustaría destacar la gran labor que hacen estas personas voluntarias desde diferentes asociaciones, dando apoyo a todas las mujeres que pasamos por este trance. Es importante saber que no estamos solas en esto.

He ido comprando algunos pañuelos, gorros..., y ahora una peluca que pienso ponerme sobre todo para salir a la calle porque creo que estaré más cómoda usándola. Quiero estar preparada para cuando la caída del cabello sea más inminente. ¡Uf! no sé si podré afrontar emocionalmente el verme calva. Ya llegaremos a ese punto. Será otro proceso que tendré que superar.

Hace un par de semanas decidí cortarme la melena que me llegaba por debajo de los hombros. Pensé que sería menos traumático ver caer pelos cortos que ir viendo clareones en la cabeza. Siempre he estado orgullosa de mi cabello largo, castaño y abundante. Solo me lo he cortado un par de veces, una de ellas cuando tenía unos siete años.

Recuerdo un día que llegué del colegio con una circular donde se comunicaba a los padres que debían revisar las cabezas de sus hijos pues habían detectado la presencia de piojos en algunos niños. Mi madre no se lo pensó dos veces y me llevó a la peluquería a cortarme el pelo al «estilo chico» que decían entonces, porque según ella así me libraría de los piojos: ¡falso! Pasé varios días rascándome y llorando por mi melena, y para colmo tuve que aguantar la burla de los compañeros que con esa cruel inocencia típica de la infancia me señalaban y se reían diciendo: «pareces un niño, eres un niño».

Me he guardado una trenza hecha con mi cabello. Tenía la intención de hacerme una peluca con ella, para que pareciera lo más natural posible, pero me llevé un chasco cuando empecé a mirar y todas las tiendas especializadas tenían unos precios desorbitados. Fue una suerte dar con el Banco de pelucas. Hay varias asociaciones en Barcelona que ofrecen este servicio solidario.

Las pelucas oncológicas en establecimientos de estética y peluquerías son muy caras. No entiendo cómo puede hacerse negocio con algo que es para un uso puntual, como si no fuera ya bastante traumático ver como pierdes irremediablemente el cabello que encima tienes que pagar una fortuna por la peluca como si se tratara de un capricho, como si fuera un bolso Gucci o cualquier complemento de marca.

Acabo la semana más o menos bien aunque empiezo a notarme el cansancio. No he tenido náuseas, pero llevo cuatro días sin ir al baño, vaya que tengo un estreñimiento de caballo. Me encuentro fatal, el estómago me presiona por debajo de las costillas y no puedo ni enderezarme.

Al final decido llamar al teléfono de atención 24 horas del ICO. El número nos lo facilitan las enfermeras del

Hospital de Día nada más empezar el tratamiento, para cualquier duda o urgencia que nos surja fuera de las horas habituales de atención de nuestro hospital de referencia. Hablo con un especialista y por los síntomas que le describo me recomienda que tome un laxante. Soy bastante reacia a tomarme nada sin consultarlo antes, ni siquiera un simple Paracetamol, por si está contraindicado.

Me tomo un sobre de laxante disuelto en medio vaso de agua y voy a dormir con el estómago muy pesado. En cuanto amanece empieza la fiesta. Tengo retortijones, sudores fríos y mareos, me estiro en el suelo y me retuerzo de dolor, hasta que finalmente después de varios intentos de ir al wáter, logro evacuar. Ha sido una de las veces que peor lo he pasado ¡Tremendo!

Después de este episodio, no me atrevo a tomarme ningún sobre más. Paso el fin de semana sin que la presión en el estómago desaparezca del todo y tengo flatulencias, pero empiezo a ir al lavabo con regularidad.

El lunes decido hacer una llamada a las enfermeras del Hospital de Día para comentarles las molestias estomacales que aún persisten, ya que hasta la siguiente semana no tengo que ir a ponerme la dosis. Lo mejor en estos casos parece ser un protector gástrico (por ejemplo, el Omeprazol). Me quedo más tranquila, pues según parece es perfectamente habitual el estreñimiento.

La vida en pausa

Presumiblemente todas estas molestias tienden a disminuir conforme pasan los días, con lo cual tienes un breve respiro hasta la próxima sesión. Lo justo y necesario para recuperar fuerzas. En cambio, sucede a la inversa con las defensas de mi organismo, conforme más días pasan, más riesgo de que se produzca una bajada. Otro de los efectos secundarios más frecuentes es la 'neutropenia' o descenso del número de leucocitos o glóbulos blancos, que nos protegen de infecciones y que es lo que comúnmente llamamos 'bajada de defensas'. Para reforzarlas me administran unas inyecciones subcutáneas durante los cinco días posteriores a la quimio.

Se confirma: la segunda semana es más llevadera. Voy recuperando las fuerzas y las ganas de comer, fluye mi energía positiva y estoy de buen humor, convencida de que podré con todo. Ahora ya sé lo que me espera después de cada sesión, ya juego con ventaja para la próxima, la retahíla de molestias suelen ser similares. Por lo tanto, solo tengo que mantener a raya el estreñimiento y me encontraré bastante mejor. Voy a cruzar los dedos y rezar.

No es que sea una persona muy creyente, pero cuando te encuentras en un infortunio como este supongo que recurres a todo lo que te inculcaron de pequeña, como rezar el Padre nuestro antes de irme a dormir, por ejemplo.

Tener fe ayuda. Rezar hace que me sienta menos sola, sobre todo durante la noche cuando estoy indefensa en la oscuridad de mi habitación y me acecha el miedo y sus fantasmas. Pienso en mis seres queridos ya fallecidos, en mis abuelos y en un tío al que apreciaba como a un padre, a veces los siento tan presentes que quiero creer que están junto a mí para protegerme y librarme de todo mal. Como decía antes, toda ayuda es poca para superar la adversidad, venga de aquí o del más allá.

Voy a acabar la semana añadiendo una molestia más al listado de efectos adversos experimentados estos días: me han salido hemorroides. Aunque esto han sido más bien 'daños colaterales', una consecuencia del fuerte estreñimiento causado por el cóctel de medicamentos. Lamento ser tan escatológica, pero tenéis que saber todo lo que conlleva este proceso y, como veis, no es de color rosa.

Pasan los días y me voy instalando en mi paréntesis.

En la segunda visita al Hospital de Día tengo la impresión de que la sala está más llena que la última vez. Oigo decir a una de las enfermeras que tendrán que alargar la jornada para poder atender el volumen de pacientes, un retraso en la recepción de las medicinas parece ser la causa de la puntual aglomeración. Antes de recibir la mía, tengo que hacerme una analítica para comprobar que las defensas de mi organismo están bien.

Unas dos horas más tarde ya tienen el resultado y debo pasar por la consulta del oncólogo para ver si me da el

La vida en pausa

visto bueno para proseguir con el tratamiento. Me realiza un examen de la mama y con una regla –sí, eso he dicho, una regla, yo también he alucinado– mide el tamaño actual del quiste que es palpable a través de la piel, el cual, si todo va bien, deberá ir reduciéndose con cada dosis hasta posiblemente su desaparición. ¡Ojalá!

Estoicismo. Esta es la palabra que me viene a la cabeza mientras espero resignada a que pasen las horas con la vía colgando del brazo. Supongo que me voy resignando a la idea de que esto es un proceso lento por el que tengo que pasar irremediablemente si me quiero curar, y de nada sirve angustiarme o preocuparme. Como los estoicos (siglo IV a. C) que tenían la capacidad de controlar sus sentimientos o emociones, con lo cual lograban mantenerse firmes ante la adversidad, yo intento controlar mis nervios y dejar a un lado los pensamientos más negativos, pues de ello depende mi curación. Una buena salud emocional nos predispone a afrontar mejor la enfermedad e influye positivamente en nuestro organismo.

Mientras estoy aquí, abstraída, pienso en cómo ha cambiado mi percepción del tiempo.

–Tienes para un par de horitas, así que a relajarse ¿Quieres estirar las piernas? –me dice una de las enfermeras mientras cuelga las bolsas con la medicación y las conecta a mi vía. Extrae el reposa pies para que descanse mejor, y solo necesito una mantita por encima y a dormir.

La verdad es que algunos pacientes han tenido que pedir una porque acostumbra a hacer frío en la sala, entonces te traen una sábana blanca con el logo del Hospital que es lo más parecido a una manta que tienen a mano, y te la echas por encima como si estuvieras en tu casa. Al menos, las enfermeras hacen todo lo posible para que te sientas confortable ya que tienes que pasar el mal trago.

En los hospitales el tiempo fluye diferente para los pacientes, no existen las prisas, ni el estresante ir y venir de las personas en la ciudad. Cuando estás allí dentro, lo que ocurre fuera te es ajeno, no te van a cerrar el supermercado, ni llegas tarde al trabajo… tan solo es cuestión de dejarse hacer, sin más. Los días se cuentan por sesiones que vas tachando en el calendario: una más y una menos.

Después de esta inusitada calma, no queda otra que esperar paciente, a ver si esta vez lo llevo mejor. Siempre me da sueño al llegar a casa, creo que me drogan (eso dice mi hijo en tono jocoso). He instaurado las siestas en mi día a día, largas siestas de más de una hora. No estoy todo el rato durmiendo pero me encanta estar en la cama vagueando. Lo malo es que después me cuesta activarme, tengo que ir poco a poco espabilándome hasta que me siento con ganas y fuerzas para aprovechar lo que queda de tarde. Es decir, para irme al sofá a ver la tele o darme un corto paseo que me distraiga un poco.

La vida en pausa

En los días sucesivos, sigo con ausencia de vómitos y mareos, ¡bien!, pero ha vuelto el estreñimiento. Esta vez no voy a esperar más de dos días a tomarme el laxante porque no tengo ganas de volver a pasarlo mal. También he añadido alimentos ricos en fibra a mi dieta para mejorar la digestión. Ya veremos qué tal va.

Ah, y otra cosa: el pelo. He notado más pelos en la almohada, tal y como vaticinaron. A partir de los 21 días empieza la acción. Pierdo vello en diversas zonas del cuerpo, en las extremidades y en el pubis. Si lo miro desde un punto de vista práctico: me voy a ahorrar dinero en peluquería y depilaciones.

Bromas aparte, cada día está más cerca el temido momento de verme pelona. Me preocupa, sí. Perder el pelo duele. Duele física y emocionalmente. A ratos siento punzadas en la cabeza como si me clavaran finas púas, según me han dicho las enfermeras es parte del proceso de alopecia. Cada mañana veo en el espejo una imagen confusa de mí misma, enferma y débil, pero debajo de esa apariencia hay otra yo con ganas de gritarle a este 'puto' cáncer que le voy a ganar la batalla.

Otra sorpresa de estos días: me ha bajado la regla. El oncólogo me previno que podía desaparecer un tiempo e incluso avanzarse la menopausia, cosa a la que en su momento no le otorgué mayor importancia, ya que con 50 años recién cumplidos y dos hijos adolescentes que se me fuera la regla era el menor de mis males. Así que no la esperaba este mes, pero ¡mira tú por dónde me viene como siempre! Eso ha contribuido a que me encuentre un poco peor de estado de ánimo, al tener las hormonas revolucionadas, y físicamente, llevo unos días con una sensación rara en el estómago, en los ovarios, y dolores musculares en la espalda, en el cuello y en el brazo del PICC.

Por cierto, poco he hablado de lo engorroso que es llevar el brazo con catéter. Como es invierno, he tenido que buscar las prendas de mi armario con las mangas más anchas para evitar que me rocen, y es difícil encontrar un abrigo que te vaya bien y no te estrangule el brazo. Tampoco te puedes bañar y sumergir el artilugio. Lo mejor es ducharse con un manguito protector impermeable que se puede adquirir *online* en tiendas de ventas de material ortopédico y en Amazon, como no.

De noche es peor, ya no sé cómo ponerme para dormir, cambio de postura continuamente cuando noto el brazo entumecido. Temo aplastar la vía y que se bloquee el flujo sanguíneo o se mueva, cualquier cosa… y entonces me desvelo. Afortunadamente no me cuesta volver a conciliar el sueño, me despierto varias veces por molestias y sensaciones varias. Me levanto al lavabo y me vuelvo a la cama junto con mi marido y dos almohadas que voy alternando de la cabeza a los brazos y dándoles vueltas cuando se calientan demasiado.

La vida en pausa

Mi sensación térmica también ha cambiado con la medicación y paso de tener frío a un calor insoportable, con lo cual tengo que llevar varias capas encima para poder quitar y poner según se tercie.

A veces me quedo sentada en la cama mirando el vacío, sí, literalmente. No sabéis lo que puede dar de sí mirar una pared, es como un lienzo o una página en blanco por donde tu imaginación divaga y tus pensamientos se pierden por lugares sin retorno. Me obligo a reaccionar y pensar en cosas que me saquen de ese ensimismamiento pues sé lo importante que es el pensamiento positivo para superar esta enfermedad, pero como podéis intuir no siempre es fácil, todavía trato de asimilar todo lo que conlleva esto.

Estoy en la segunda semana que se supone que te encuentras mejor, pero no está siendo así. Desafortunadamente me ha surgido una nueva complicación. Hace unos días he empezado a notar dolor en el brazo donde llevo instalado el PICC. Pensaba que podía ser del malestar muscular que produce la medicación, pero no mejora ni tomando analgésicos y las venas tienen un aspecto cada vez más azul y marcadas como las de un culturista.

No tiene buena pinta, así que decido hacer uso del teléfono de atención de las enfermeras del Hospital de Día, y estas me aconsejan que acuda cuanto antes para examinarlo. Salgo corriendo para allí, un tanto angustiada. Por suerte está María, la enfermera que me instaló el PICC y la que domina el tema. Me voy con ella a un espacio reservado con una camilla y un ecógrafo con el cual realiza un examen del recorrido de la vía por mi brazo para confirmar sus peores sospechas: se habían formado pequeñas trombosis en diversas venas des del brazo hasta la entrada de la yugular.

¡Madre mía, lo que faltaba! ¿Y ahora qué va a pasar?

Más agobio y más frustración. Tengo que esperar a que el cirujano vascular corrobore el diagnóstico de la enfermera. Salgo de su consulta con la confirmación, no hay duda, tengo unas pequeñas trombosis en el brazo, pero no presentan mayor gravedad, tan solo se han de tratar con inyecciones de heparina para que se disuelvan los coágulos.

¿Por qué me ha pasado esto? No es una cosa habitual, pero tampoco es tan inusual que esto suceda. Me ha tocado a mí y punto. Una hipótesis puede ser que mi cuerpo rechace el catéter, es un elemento extraño introducido en mis venas, y a eso hay que sumarle el daño que ocasiona la quimio. En especial, la medicación que me están poniendo en este primer ciclo es bastante *heavy*, «la roja» como la llaman las enfermeras, pues ese es el color del líquido que contiene la bolsa. Y, por cierto, también es el color que tiene la orina cuando vas al baño después de haberte puesto la dosis correspondiente. Normalmente, la

La vida en pausa

enfermera os lo advierte, pero por si se le olvida, ya lo sabéis cuando vayáis al lavabo. ¡No os asustéis!

A pesar de este mal rollo, puedo estar contenta porque no va a afectar al ritmo del tratamiento. Lo único que tendré que hacer es pincharme diariamente mientras tenga la vía en el brazo y, una vez me la extraigan, tres meses más por precaución. ¡Buf! van a ser unas cuantas inyecciones, pero supongo que ya no me viene de aquí ¿verdad?

Paso unos días desanimada por este accidentado comienzo, hasta que veo que el dolor del brazo va disminuyendo poco a poco y decido que no vale la pena atormentarme. El cirujano me ha asegurado que no voy a tener más problemas, mientras me ponga la heparina no correré el riesgo de que se formen más trombos. Tocaré madera

Maria Del Valle

La vida en pausa

«La vida es eso que te sucede mientras estás ocupado haciendo otros planes».

JOHN LENNON

Maria Del Valle

Tercera sesión

18 de febrero. Comienzo el día con la analítica y la visita de rigor con el oncólogo.

Tengo delante de mí una lista donde he anotado todas las dudas y molestias que he tenido en estos quince días, siempre es mejor preguntar todo aquello que nos inquieta. El doctor me tranquiliza dejando claro que todo lo que me pasa es 'normal', son molestias causadas por la medicación e insiste en que lo estoy tolerando muy bien, y que no debo preocuparme. Respecto al contratiempo de los trombos que se formaron en el brazo no parece darle importancia ya que no impide que siga con la quimioterapia y, además, asegura que con las inyecciones de heparina va a estar bien controlado.

Mi médico es muy optimista, yo soy más escéptica pero necesito creer en sus palabras para infundirme valor.

Pues nada, con este relativo optimismo camino en busca de la sala 4 del Hospital de Día. A pesar de que el movimiento de gente es incesante, en la sala donde me encuentro solo estamos tres pacientes. Me fijo en que algunos de ellos tienen unas botellas colgadas en el porta sueros y se pasan mucho rato allí sentados, incluso les traen comida. Con discreción pregunto a una enfermera por qué son diferentes de las habituales bolsas y me entero de que son fármacos para reforzar el nivel de plaquetas.

Yo sigo a lo mío.

Voy acostumbrándome a ello. Me acomodo con el brazo extendido mientras el brebaje va entrando por mis venas, pienso en los trombos que no sean un impedimento. Superados los primeros minutos de tensión, empiezo a relajarme.

He traído la tablet, viendo un par de capítulos de una serie de Netflix el tiempo pasa volando. Luego para casa a descansar y a esperar los susodichos efectos secundarios. En el momento en que empiezas a estar un poco mejor, otra vez irrumpe el bajón. Esto es como una montaña rusa con continuas subidas y bajadas.

Por cierto, hoy he estrenado la peluca que me prestaron en la asociación Picam. Una de las preguntas que todas hacemos a los profesionales sanitarios en algún momento de este proceso es: ¿Cuándo se empieza a caer el pelo? La respuesta suele ser bastante coincidente: hacia los 21 días de comenzar la quimio. Hace un mes que empecé y la pérdida de cabello es más evidente, sobre todo en la zona de la raya, esta se ha ensanchado mucho más y los clareones van en aumento.

Era lo que me esperaba, pero no deja de ser duro aceptar que te vas a quedar calva. Ahora, lo que sí es un fastidio es ver cientos de pelos por toda la casa. Cada mañana sacudo la almohada y las sábanas, y no paro de barrer pelos en todo el día.

¿Cómo es la sensación de llevar peluca?, os preguntaréis. Las primeras veces te sientes igual que si salieras a la calle vestida para ir a una fiesta de disfraces. Pensaba que todo el mundo me miraría y se daría cuenta de que llevaba peluca. No hacía más que preguntarle a mi familia si se notaba que no era mi pelo y si la llevaba bien puesta. En realidad es muy fácil de poner: la sujetas boca abajo por la parte saliente de las orejas y te la encasquetas mirando de colocar los pelos de la manera más natural posible y que la raya quede más o menos en medio, pues al estar cosida no la puedes mover de sitio. Pica un poco, y lleva una especie de elástico para ajustarla sobre la cabeza que puede ser algo molesto.

Me cuesta reconocerme en el espejo acostumbrada a mi melena, pero con un poco de maquillaje puedo conseguir un resultado bastante aceptable. Me da seguridad llevarla para salir fuera de casa. En el hospital te encuentras de todo. Hay pacientes que están guapísimas con su pañuelo o turbante e incluso las hay que no llevan nada, supongo que eso va a gustos, pues antes que nada nos tenemos que gustar a nosotras mismas.

Hago todo lo posible por seguir viéndome como siempre y, sinceramente, prefiero pasar desapercibida a sentir las miradas de la gente, cosa que sucedería si llevara un pañuelo en la cabeza. Es así, por desgracia esta enfermedad nos estigmatiza y lo que necesitamos es todo lo contrario: normalizarla. Es un tema que genera mucha controversia, pero lo importante es sentirte libre con la decisión que tomes. Este es tu marrón, y tú decides cuándo y cómo quieres hacerlo visible.

Otra cosa es cuando estoy en casa, obvio que se está mejor con la cabeza despejada y sin aguantar los picores de la peluca. Encontré por Amazón un 'turbante de bambú'. No tenía ni idea de lo que era pero hice una búsqueda con las palabras claves 'pañuelo oncológico' y me salió esto. Lo gracioso es la descripción que aparece en la página de venta: *Un inspirador accesorio que ayuda a las mujeres que padecen caída del cabello a sentirse femeninas y atractivas.*

Bueno, atractiva no sé, porque parezco un champiñón con él puesto, pero tengo que decir a su favor que se trata de un gorrito súper suave, hecho, efectivamente, con tejido de bambú, transpirable, cómodo y muy bien de precio. Tanto me gustó el turbante que me compré dos. Uno de tono beige y otro azul. Con este último, mis chicos bromean diciendo que me parezco al personaje de la serie de manga y anime Doraemon, el gato cósmico con su casquete volador, y todos reímos quitándole hierro al asunto. Ojalá pudiera salir volando y desaparecer hasta que todo haya pasado o despertar y comprobar que esto no ha sido más que una pesadilla.

Por fin consigo pasar una semana post-quimio con menos dolor de estómago, he podido mantener a raya el estreñimiento variando en buena parte la dieta. Mi desayuno diario consiste en un bol de copos de avena con bebida vegetal (de avena o de arroz) y una cucharadita de cacao puro 100%, a media mañana una pieza de fruta o un batido de frutas naturales. Las comidas principales las acompaño con verdura o ensalada, ¡ah! y he hecho un gran descubrimiento: el kéfir. ¿Lo conocéis? Pues yo lo he incorporado estos días a mis comidas y se ha convertido en un gran aliado para evitar las dichosas molestias intestinales. Lo recomiendo encarecidamente (es rico en bacterias y levaduras probióticas que mejoran la flora y el tránsito intestinal) y con todo esto el estreñimiento desaparece, o al menos no es tan severo.

Desde que he empezado con toda esta movida he perdido algo de peso, y no es que fuera muy sobrada de kilos. Para ser honestos creo que empezó mucho antes, a partir del día que me enteré de que tenía un tumor maligno. Recuerdo que estaba en el Hospital General de L'Hospitalet de Llobregat con mi padre, al que habían ingresado por infección de orina. Me sonó el móvil y vi un número largo, en seguida me puse tensa, pues llevaba una semana esperando los resultados de la biopsia. Crucé los dedos (siempre lo hago cuando espero tener buena suerte) y en seguida noté que algo no iba bien por cómo el médico medía las palabras y me emplazaba a acudir pronto a la consulta para realizarme más pruebas. Me despedí de mis padres ocultando mi nerviosismo y preferí no contarles nada de momento, ya tendríamos tiempo para ello.

Esos primeros días fueron los peores, la incertidumbre y la pena me quitaron el apetito, no estaba ni para polvorones ni turrones de Navidad, y después con la quimio todo empeoró.

Al comentarlo con el oncólogo, me insistió en que no debía preocuparme por ello y que comiera normal, lo que me apeteciera y cuando me apeteciera, que poco a poco me iría encontrando mejor. Lo importante era que la analítica reflejaba buen estado de salud y ya iría recuperando el hambre.

«Poco a poco». En estas tres palabras está la clave de todo. En ir despacio asimilando cada cambio, paso a paso. Aceptando la situación. Es recomendable comer poca cantidad pero más veces al día, así el estómago lo tolera mejor. Llevar una dieta saludable y equilibrada durante el tratamiento es muy importante. Cierto que esto debería ser siempre así, no solo cuando estamos enfermos. Por lo tanto, si crees que puedes mejorar en algo tu alimentación:

hazlo, incorpora más productos naturales y elimina los procesados y sobre todo los ultraprocesados. Comer bien aporta muchos beneficios para el cuerpo y la mente.

Yo me consideraba una persona de hábitos saludables, hacía algo de ejercicio, caminaba a diario, más o menos mantenía una alimentación variada y evitaba la 'comida basura'. Por eso, no podía entender qué había hecho mal para contraer la enfermedad. Pregunté, indagué, y la conclusión que saqué es que no hay que obsesionarse con ello. En la aparición de un cáncer intervienen muchos factores que son difíciles de determinar: genéticos, ambientales, alimentación, consumo de alcohol y tabaco, otros…

Lo que está claro es que necesito una buena alimentación para recuperarme y llenarme de vitalidad. Es horrible verme tan delgada y ojerosa, con los ojos enrojecidos. Otro efecto secundario que sufro es la irritación y sequedad ocular. Cuando llevo un rato mirando la pantalla del móvil o la televisión, o estoy leyendo, debo parar con frecuencia porque me escuecen los ojos. Descanso un rato la vista y me hago lavados con suero fisiológico o infusión de manzanilla, y también me pongo unas gotas hidratantes.

Llega el fin de semana, pero si una cosa tiene esta enfermedad es que difumina la línea entre los días laborables y festivos. Al estar de baja todos los días me resultan iguales, tan solo pequeñas cosas logran romper esa rutina que se ha instalado desde el comienzo de mi vida en pausa. Ya no socializo tanto, salgo a dar pequeños paseos porque tengo que moverme para controlar la fatiga, o mejor dicho para evitar que la fatiga me controle a mí, pero me canso en seguida. Apenas tengo ganas de quedar con amigos, ni salir de tiendas, ni de cines, ni de nada. Simplemente dejo pasar el tiempo sin hacer nada en concreto: descansar, buscar la paz interior, relajarme... Tenéis que probarlo durante un buen rato, en el fondo es una sensación muy reconfortante.

Este periodo de pausa me obliga a frenar y vivir de otra manera, así que debo intentar sacarle provecho y dedicarme a aquellas cosas para las que habitualmente nunca tenemos tiempo, como compartir más ratos con mis hijos (si me dejan), mantener largas conversaciones con viejas amistades, hacer ejercicio moderado a diario, y, por supuesto, leer y escribir para calmar mi mente.

¿Hacer vida normal? Ya veis que resulta un tanto utópico, espero que cuando lleve más sesiones sea mejor, dicen que el segundo ciclo es mucho más llevadero, ya lo veremos.

En cambio, a mi alrededor el mundo sigue a un ritmo vertiginoso, las personas se mueven de prisa en sus múltiples quehaceres. Yo me río cuando alguien dice que está estresado. Cuántas veces he formulado en voz alta esa misma expresión, cuando el trabajo o los niños me hacían sentir agobiada. Cuántas veces habré pensado en tomarme un año sabático, marchar un tiempo a vivir fuera y cambiar de estilo de vida. Una vez oí que hay que tener cuidado con lo que se desea porque se puede hacer realidad, quizás por eso estoy viviendo este nefasto año sabático. ¡Qué ironía!

¿Cómo es aquella frase que se usa en las películas cuando algo inesperado le ocurre al protagonista? «En un giro dramático de los acontecimientos…». Me parece una buena manera de resumir cuando algo te sobrepasa de repente e intentas recuperar el control de tu vida, como es mi caso.

Maria Del Valle

«Solo hay un agente infeccioso que viaje más rápido que un virus. El miedo».

Dan Brown

Maria Del Valle

Cuarta sesión

3 de marzo. Arrancar la hoja del calendario me produce una satisfacción comedida cuando pienso en que va quedando menos.

Cuando empecé esta lucha calculé los meses y semanas que me quedaban por delante: hasta mitad de junio no acabaría la quimio. Recuerdo que pensé: «no voy a llegar, ¡qué lejos queda junio!». Soy muy melodramática, pero a veces siento que mis fuerzas flaquean y me desespero.

Hoy acabo la primera tanda de quimioterapia, me despido de la temible «roja». Han sido cuatro dosis quincenales que, como habéis visto, podían causar diversos efectos secundarios; si bien es cierto que, gracias a los medicamentos paliativos que te administran simultáneamente, se soportan algo mejor. En mi caso, no experimenté vómitos ni mareos que parecen ser los síntomas que más nos preocupan cuando nos dicen que vamos a recibir quimioterapia. Pero hay otras cosas a tener en cuenta como, por ejemplo, la temperatura corporal.

Casualmente, este fin de semana me he resfriado: tengo tos, congestión nasal y algunas décimas de más. Me he tomado un paracetamol y estoy rezando para que no me dé fiebre, ya que podría estar relacionada con una disminución significativa de las defensas o alguna infección, lo cual sería motivo para interrumpir el tratamiento. Si la fiebre superara los 38º, tendría que acudir a urgencias.

Paso un par de días intranquila, controlando la temperatura, pero afortunadamente voy encontrándome mejor. El martes estoy en perfectas condiciones (exagerando un poco) para proseguir con el calendario previsto.

Cuando llego al hospital me sorprenden algunos cambios de protocolo: no se permite el acceso de acompañantes a la sección de oncología, solo a los pacientes. ¿El motivo? Un virus desconocido que ha surgido en la China y que se está extendiendo velozmente por diversos países en todo el mundo, incluyendo el nuestro. Se le conoce con el nombre de 'coronavirus' y parece ser que se transmite por el aire, principalmente a través de las gotas generadas cuando una persona infectada tose, estornuda, habla o respira cerca de otra, similar a una gripe pero mucho más contagioso y pudiendo derivar en graves problemas respiratorios.

Resulta increíble, pero en tan solo dos meses el maldito virus se ha cobrado 3.000 víctimas a nivel mundial, principalmente personas mayores con alguna patología previa. El problema es que nadie sabe cómo frenarlo y cada día que pasa crece el número de infectados, o "positivos" como se les denominan.

El temor al contagio genera en la población una psicosis que se extiende más rápida que el virus. Sin duda, el 2020 había empezado mal para mí pero iba a ser fatídico para todo el mundo. No me consuela en absoluto, esto puede complicar aún más las cosas. Justo cuando empezaba a asumir lo mío y neutralizar el miedo, vuelvo a sentir como si estuviera en una "maldita pesadilla".

Pues así están las cosas: en los hospitales se han comenzado a tomar medidas para controlar la propagación del virus y proteger a las personas de riesgo, como los pacientes oncológicos. Ahora yo también estaría dentro de ese colectivo. Por lo tanto, el temor al contagio de este nuevo virus se suma al recelo que ya tenía de salir a la calle y frecuentar lugares masificados para prevenir infecciones por si mis defensas estuvieran bajas. Con lo cual, cada vez limito más mis salidas y me resigno a pasar más tiempo en casa. Todo pasará, me digo, recordemos que esto es solo una pausa.

En un giro dramático de los acontecimientos (me encanta esta expresión), la situación del país empeora conforme avanza la semana. El viernes 13 de marzo, el gobierno español declara el Estado de Alarma. ¿Qué significa esto? Según la definición del artículo 116.2 de la Constitución Española,, se trata de una situación extraordinaria que declara el Consejo de Ministros cuando se produce una alteración grave de la normalidad por causa de catástrofes, calamidades, desgracias públicas, crisis sanitarias, paralización de servicios públicos esenciales o desabastecimiento de productos de primera necesidad.

Resumiendo: estamos ante una situación de crisis sanitaria sin precedentes y debemos quedarnos en casa, confinados, para frenar la expansión del virus. Es la primera vez desde que tengo uso de razón que oigo hablar de «confinamiento» de la ciudadanía. Parecía como si el mundo se hubiera puesto de mi lado para compartir este período de pausa. ¡Qué detalle!

Ya se eleva a 4.000 la cifra de infectados en España. El Estado de Alarma ha vaciado las calles. Se han cerrado escuelas, universidades, locales culturales, restauración y establecimientos de ocio (museos, discotecas, teatros, cines, bares, comercios…), solo permanecen abiertas las tiendas de alimentación, farmacias y poco más. La población recibe mensajes confusos, lo que genera un sentimiento general de caos y desolación.

No estábamos preparados para algo así. La gente arrasa comprando en los supermercados ante el temor de que esto sea «peor que una guerra», como dijo una persona

La vida en pausa

mayor en las noticias. Ya no me atrevo a ir a la compra. Estos días ha ido mi marido y ha vuelto sin la mitad de las cosas que nos hacían falta. Se ha encontrado con estanterías vacías, escasez de algunos productos básicos como hidrogel de manos, guantes, productos desinfectantes… y, curiosamente, faltaba el papel higiénico y la harina (parece ser que en situaciones desesperadas lo mejor es matar el tiempo haciendo repostería, pero lo del papel higiénico no acabo de verlo).

Esto que está pasando es una locura o una broma de mal gusto, espero que en algún momento alguien diga: «ya está, todo controlado, podéis salir a la calle como siempre».

Pero eso no sucede.

Todavía no éramos conscientes de lo que estaba por llegar. La entrada en escena de este patógeno, el coronavirus (COVID-19), iba a cambiar el rumbo de la historia. Hablar de ello daría para escribir otro libro y de bien seguro que ya habrá quién lo estará haciendo, pero inevitablemente las circunstancias actuales iban a afectar al buen curso que estaba llevando hasta la fecha mi proceso de curación, y eso sí que era preocupante.

Mientras el mundo entero vive el drama de la pandemia, yo sigo con el mío propio. Siento temor a contagiarme dado que mi sistema inmunitario ya está sometido un alto nivel de estrés. Además, debo afrontar tras cada sesión los subsiguientes efectos secundarios que me dejan al límite de mis fuerzas durante unos días. Tengo que lidiar con el cansancio físico, la presión en el estómago y con alguna otra afección que se va sumando al resto, como la 'mucositis'. Se trata de la inflamación de la superficie mucosa que recubre el interior del tracto digestivo, siendo la boca, la garganta y el esófago las zonas más afectadas. Es decir, a veces tengo dificultad para tragar los alimentos debido a la sensación de sequedad y boca pastosa, y cuando estos descienden hasta el estómago noto pinchazos en el esófago. Y he de vigilar que no estén muy calientes, porque suelen irritarme la lengua y el paladar.

Estoy procurando comer más porque habré perdido unos seis kilos. No es que la quimio te haga adelgazar pero sí lo que conlleva: más tensión nerviosa, menos movilidad y la falta de apetito en buena parte provocada por el dolor de barriga, el gusto alterado, las molestias en las encías y algunas llagas. Al mirarme la lengua en el espejo, la veo blanca, blanca… ¡Qué horror!

Ese es otro drama: mirarme al espejo. Cada mañana al levantarme retraso el momento de enfrentarme a la imagen de enferma que me devuelve el espejo: sin buen color de piel, sin pelo, ojos hundidos, labios resecos… Me entristece verme así. Como no he sido capaz de raparme al cero, aún conservo unos cuantos pelillos pegados en el cráneo y parezco un personaje de película de zombies, muy apropiado en estos tiempos de pandemia. Siempre hay que tratar de buscarle el sentido del humor a las cosas que nos producen temor, eso nos puede ayudar a afrontarlas mejor. Yo lo estoy intentando con todas mis fuerzas: #positividad.

Respiro hondo, aguanto la respiración, cuento hasta diez y dejo de autocompadecerme, hay que seguir adelante. Sé que un día esa falsa imagen desaparecerá. He de pasar un tiempo, al que yo llamo "pausa", envuelta en mi capullo al igual que las mariposas, para que cuando todo esto termine pueda resurgir de nuevo, extender mis alas y volar.

Siempre me ha motivado la idea de reinventarme todas las veces que sea necesario, no darme por vencida cuando las cosas se tuercen. Cuando todo se pone del revés, darle la vuelta; cuando solo quedan cenizas, renacer. Unos meses antes de cumplir los 50 decidí autoregalarme un tatuaje: un ave Fénix. Todavía no sabía lo que me esperaba, quizás fue una premonición. Lo llevo tatuado en el hombro derecho, es un símbolo de fuerza, de purificación, de inmortalidad y de renacimiento físico y espiritual. Ahora creo que no podía ser más oportuno.

Maria Del Valle

La vida en pausa

*«El mundo al revés nos enseña a padecer la realidad
en lugar de cambiarla, a olvidar el pasado
en lugar de escucharlo y a aceptar el futuro
en lugar de imaginarlo».*

EDUARDO GALEANO

Maria Del Valle

Quinta sesión

17 de marzo. Continuamos con el Estado de Alarma, confinados, y añadiendo más personas a la lista de infectados y fallecidos por el coronavirus. El panorama es todavía más triste.

Esta mañana he ido al hospital a recibir la quinta sesión. Por fin empiezo el segundo ciclo, que se supone será más intenso porque tendré que venir cada semana, pero menos duro de soportar, según dicen. Sigue restringido el acceso a los acompañantes en todo el centro hospitalario. Apenas hay movimiento de personas por los pasillos, y las salas de espera están casi vacías ya que se han cancelado la mayoría de visitas e intervenciones que no son urgentes para evitar los contagios. Los pacientes debemos seguir las recomendaciones de seguridad: mantener un metro y medio de distancia entre personas, usar mascarilla y gel desinfectante para las manos.

Antes de comenzar con la primera de las doce sesiones de Carbo-Taxol, fui a ver al doctor. Hasta ahora puedo estar satisfecha con la buena marcha que llevo, la valoración de cómo está yendo el tratamiento es muy positiva, y excepto por el incidente de los trombos del brazo, todo ha ido según lo previsto. Esto debería animarme y ayudarme a llevar mejor la carga de sufrir una enfermedad como esta (aunque con la que está cayendo fuera no será fácil). Todo influye en que pueda curarme.

También me ha recomendado que haga más ejercicio, a pesar del cansancio, pues parece ser que este nuevo ciclo es más tolerable pero provoca fatiga. Es un tipo de cansancio muy característico, que no mejora especialmente con el descanso, sino todo lo contrario. Los beneficios de la actividad física son múltiples: mantener la masa y la fuerza muscular, mejorar la capacidad cardiovascular, mejorar el estado de ánimo, tolerar mejor los tratamientos, etc. Supongo que mi médico tiene razón, así que voy a cumplir el propósito desde mañana mismo. Tendré que hacer un pequeño esfuerzo para mantener la rutina, caminar o practicar gimnasia suave, a pesar de los impedimentos que surjan, voy a intentarlo a mi ritmo.

Salgo de la consulta con una hoja informativa de todos los posibles efectos secundarios que pueden producir los nuevos fármacos. Algunos son viejos conocidos como las molestias estomacales, gases, hormigueo y cansancio físico, y la bajada de defensas, aunque esta última en menor probabilidad que con «la roja». Si no tuve problemas en este sentido anteriormente, tendré que confiar en no tenerlos ahora. Lo comento con la enfermera mientras me está colocando el gotero en la vía, y me dice que lo más común es que te duelan las articulaciones; el resto de cosas hay que leerlas para tenerlas en cuenta, y cruzar los dedos para que no te afecten (esto último lo digo yo).

Después de lo que pasó con el catéter espero no tener más sustos. Por cierto, sigo pinchándome heparina cada día en el abdomen, o mejor dicho, se encarga mi marido de ponerme la inyección, ya que tiene mejor pulso que yo. La verdad es que es un agobio. Me he puesto una alarma en el móvil, ya que he de pincharme más o menos a la misma hora y en una ocasión casi se me olvida. Me acordé tres horas más tarde, justo cuando estaba a punto de irme a dormir y vi las anotaciones que hago en un papel con el día y el costado de la barriga que toca (derecho o izquierdo, alternando cada vez). Me dio rabia el despiste, a ver si así no me vuelve a pasar.

No sé si os habéis pinchado alguna vez heparina. Si habéis tenido que hacer reposo, por ejemplo, durante un embarazo, seguramente os habéis tenido que poner este medicamente para evitar complicaciones tromboembólicas, abortos, etc. No duele, pero no sé por qué hay días que me escuece al entrar el líquido en contacto con la piel, y otros me deja la zona amoratada minutos después de pinchar.

Voy cambiando de lado para no castigar la zona, pero aun así. ¡Vaya palo!

En el Hospital de Día han reforzado mucho más las medidas de seguridad. Nos han puesto paneles a cada lado de las butacas para mantener la distancia entre pacientes, e intensifican la limpieza desinfectando previamente la mesa y la silla que utiliza cada persona.

Seguramente pensaréis que esto se debería hacer siempre, pero es la primera vez que lo veo hacer delante de mí, así que no puedo asegurar si se desinfectaba antes de la pandemia con la misma intensidad. También nuestros ángeles, las enfermeras y enfermeros, han añadido más complementos a su atuendo, ya de por sí esterilizado, además de la mascarilla y los guantes.

Tantas medidas de prevención transmiten seguridad y me permiten relajarme durante ese rato forzoso que tengo que pasar enchufada a la máquina. El hecho de conocer el funcionamiento de la sala hace que me sienta más tranquila aunque me encuentre sola, sin acompañante, pero no dejo de pensar en las personas que empiezan ahora y lo duro que se les debe hacer. La soledad es uno de nuestros mayores enemigos en estas circunstancias.

Me bajo la mascarilla para respirar mejor ya que no tengo posibilidad de contacto con otras personas, y ciertamente se me hace raro llevarla. Me cuesta respirar a través de ella, supongo que por la falta de costumbre. Con este ciclo tengo que pasar más tiempo aquí, las sesiones oscilan entre tres y cuatro horas en función del ritmo del gotero. Luego tienes que esperar a que te hagan la 'cura del catéter', como dicen las enfermeras, que consiste en limpiar con una solución salina, desinfectar con alcohol los extremos y aplicar crema en la piel. Muchas veces te preguntan qué crema quieres, como en las peluquerías cuando te ponen el champú. La explicación está en el olor.

No os he dicho que una cosa positiva, vamos a verlo así, es que se agudiza el olfato, supongo que para contrarrestar la pérdida del gusto. Las pomadas que te ponen para calmar la piel irritada llevan aceites naturales, como el eucalipto, que al ser inhaladas durante todo ese rato pueden llegar a marear bastante, pero son más efectivas. Si te resulta molesto el olor, la próxima vez acuérdate de pedir otra distinta. Tienen surtido.

Ya me he aprendido la terminología que usan las enfermeras, poco a poco me he ido haciendo al ambiente del hospital ¡Qué lejos quedan los nervios y temores de las primeras sesiones! He ido ganando confianza gracias al cariño y la atención que nos profesan nuestros ángeles. Las idas y venidas al hospital se han convertido en parte de mi rutina, una obligación que ya asumo con normalidad, como quién va a trabajar supongo.

Saludo a aquellos pacientes que también son asiduos e intercambiamos opiniones sobre cómo ha ido la última semana. Paso el rato distraída con el trajín de las enfermeras que se acercan de tanto en tanto para comprobar cómo va la medicación y ver si me ha hecho alguna reacción (parece ser que uno de los fármacos que me han puesto nuevos puede causar reacciones alérgicas al principio, espero tener suerte y librarme).

Sin embargo, con tantas horas y líquidos entrando en mi cuerpo, sobreviene lo inevitable, el momento de ir al baño. Es algo que intento evitar por no tener que ir arrastrando el engorroso soporte del suero. Por lo general, aguanto hasta finalizar la sesión y ver mi brazo liberado, pero con esta quimio, advierto, te entran muchas ganas de mear. Tuve que ir dos veces y a la segunda casi no llego, vamos que me bajé los pantalones y el chorro salió con tanta intensidad y dispersión que salpicó por todas partes. Supongo que os imagináis la escena: limitada de movimientos con el aparatoso trasto de los goteros por medio, acuclillada sin querer sentarme en la taza por un tema de higiene, evitando no tocar casi nada por el miedo al coronavirus y atontada por los efectos soporíferos de la medicación.

Por suerte, el lavabo estaba a dos pasos de donde tenía mi butaca y pude disimular rápidamente el pequeño desastre, si es que se notaba alguna gota en mi trasero. Cuando te encuentras en esta tesitura, pierdes por completo el sentido del ridículo.

La vida en pausa

En los días posteriores a la sesión, me encuentro bien, pero hacia el tercer-cuarto día empiezo a notar los anunciados dolores en las articulaciones, junto con molestias musculares en la espalda y el cuello, todo en el mismo pack. Estoy hecha un cromo, como si hubiera estado corriendo una maratón y me hubieran salido agujetas en todo el cuerpo. Pienso en lo que me dijo el doctor acerca de hacer ejercicio para ver si así me aliviaba un poco el malestar corporal, pero como no puedo salir a la calle por el confinamiento, me pongo en mi habitación con una esterilla a hacer algunos movimientos suaves, especialmente de piernas que es donde noto más pesadez.

Otra idea que se me ocurre es hacer yoga en casa, pues este tipo de práctica ayuda a destensar y relajar la musculatura. La combinación de posturas físicas, ejercicios de respiración y meditación aporta un gran beneficio para la salud. El mundo del Yoga es apasionante y engloba mucho más de lo que parece. Si no llevas tiempo practicándolo, es difícil comprender esta filosofía.

Mi relación con el yoga comenzó hace unos siete años de manera casual, por insistencia de una amiga. Por entonces yo era bastante escéptica y lo veía como algo aburrido donde lo único que hacías era quedarte estático durante minutos aguantando la postura y respirando, sin más. No entendía cómo hacer todos esos ejercicios a 'cámara lenta' podía resultar tan intenso. Sin embargo, es precisamente eso lo que permite que nuestro cuerpo gane fuerza, flexibilidad y equilibrio. Además, ayuda a eliminar el estrés y la ansiedad, aprendes a vivir el momento presente, trabajas el ego y la disciplina, alivia tensiones musculares, relaja, etc. ¡Vaya, lo tiene todo!

Cuando empecé el tratamiento dejé de lado las clases de yoga (a partir de ahora siempre habrá un antes y un después del cáncer de mama). Y ahora que me vendría bien retomarlas, se han suspendido debido a la crisis sanitaria. Me he puesto en contacto con mi profesor para ver si tiene alguna sesión grabada y así poder seguir practicándolo desde casa. Le ha parecido una idea estupenda, y ha ido más allá. Pensando en que todos estamos en el mismo saco, viviendo unos momentos difíciles, ha creado un grupo de whatsapp con todos los alumnos para compartir sesiones semanales de yoga en línea y ayudarnos a sobrellevar mejor la inquietud y el malestar psicológico generado por la pandemia.

El virus parece haber traído algo bueno y es que ha despertado la solidaridad en muchas personas para que podamos ayudarnos mutuamente a superar este trance.

Ya han pasado dos meses desde que empecé con la quimio. Con este ciclo me siento mejor, menos un par de días que estuve con dolor en las articulaciones, llevo más controlado el estreñimiento ingiriendo alimentos ricos en fibra y he recuperado el apetito. Me he pesado en la báscula de casa y por ahora mantengo el peso, lo cual es buena señal. Me siento optimista.

La vida en pausa

Claro que, cuando no es una cosa, es otra... ¡ahora me han salido llagas! Tengo una justo en medio de la lengua, con un color blanquecino, que lleva una semana larga ahí adherida como una garrapata. Molesta mucho al tragar, y por la noche tengo la boca extremadamente seca, lo que me obliga a beber agua constantemente. También me advirtieron que podría desarrollar úlceras y aftas en la boca y garganta a causa de la mucositis. Como medida de prevención, debo extremar la higiene y desinfección realizando enjuagues frecuentes con agua y bicarbonato o con infusión de tomillo. He seguido las indicaciones al pie de la letra, y esta es la primera llaga considerable que me sale.

Los enjuagues van haciendo efecto y el tamaño de la llaga se ha ido reduciendo, aunque muy lentamente. Requiere paciencia, poco a poco.

Maria Del Valle

La vida en pausa

«Y una vez que la tormenta termine,
no recordarás como lo lograste, como sobreviviste.
Ni siquiera estarás seguro si la tormenta
ha terminado realmente. Pero una cosa si es segura.
Cuando salgas de esa tormenta,
no serás la misma persona que entró en ella.
De eso se trata esta tormenta».

HARUKI MURAKAMI

Maria Del Valle

Sexta sesión

24 de marzo. Otro imprevisto. Me han aplazado el tratamiento unas tres semanas.

Esto iba a ser un diario sobre mi vivencia cara a cara con la enfermedad, pero el destino caprichoso ha querido echar más leña al fuego y parece ser que no había otro año mejor que este para vivir una pandemia global. Voy a tener que lidiar con este marrón en un contexto muy chungo. No me lo están poniendo fácil. Espero poder salir indemne de esta tormenta.

Los hospitales están desbordados. Para brindar una mayor atención a los enfermos con covid-19, se han tenido que cancelar visitas, intervenciones, y ahora también procedimientos oncológicos, con el gran riesgo que ello supone para la salud de los pacientes. Me preocupa el contagio pero aún más el no poder seguir con la terapia, con lo bien que estaba yendo y las ganas que tengo de acabar, ¡lo último que necesitaba era retrasarlo todo!

En España la propagación del virus está alcanzando su punto álgido. A día de hoy, la cifra de contagios roza los 40.000 y suma casi 2.700 muertes. No es algo para tomar a la ligera. La cosa no parecía que iba a complicarse tanto cuando comenzó la alarma. Se nos está yendo de las manos y los políticos, como siempre, dando palos de ciego para intentar contener la crisis sanitaria y económica. No se ponen de acuerdo ni para trabajar juntos ante una situación excepcional en la que está en juego la vida a todos.

El Estado de Alarma iba a ser para quince días pero, como la situación ha empeorado, se prorroga hasta el 11 de abril. Todas las personas que no desempeñamos servicios esenciales debemos permanecer confinados en casa. Bueno, yo ya hacía unos meses que no desempeñaba ningún servicio indispensable, más bien estaba viviendo en un estado de semiconfinamiento. Resulta paradójico, es como si todo el país se hubiera sumado a mi forzosa pausa y hubiera interrumpido su ritmo de vida temporalmente. El mundo en pausa.

Gracias al confinamiento me encuentro más acompañada. En casa siempre hay gente, mi marido y mis hijos están ahí y cuando me vengo abajo me levantan con unas risas y unas dosis de buen rollo. No obstante, no estamos encerrados en casa por gusto, y no sabemos cuánto va a durar. Se trata de un hecho inesperado, impensable, por lo que también genera ansiedad y desconcierto. Intentamos

La vida en pausa

adaptarnos lo mejor que podemos, pero no está siendo fácil.

Mi hijo menor está estudiando bachillerato siguiendo las clases a través de una plataforma virtual y aún no sabe qué pasará con la selectividad este año. El mayor es el artista de la familia y ocupa el tiempo creando nuevos proyectos para cuando podamos volver a disfrutar de la cultura y los espectáculos sin restricciones; y su padre teletrabaja desde casa y le preocupa cómo afectará todo esto a la economía y la cantidad de empresas que van a tener que echar la persiana, cruzando los dedos para que no sea la suya. Yo soy funcionaria, y mi gremio ya sufrió en su día recortes cuando estalló la burbuja inmobiliaria en 2008, ahora esperemos que no nos toque de nuevo pagar el pato.

Cada uno aprovecha este tiempo muerto lo mejor que puede. Mientras, yo sigo librando mi batalla personal contra el cáncer (que dramático me ha quedado esto). Lo cierto es que este martes he ido a recibir una nueva entrega semanal, y nada más poner el pie en el hospital algo me ha dado mala espina. Me he topado con un guardia de seguridad que barraba el paso y quería saber a dónde me dirigía; me ha hecho ponerme gel en las manos y me ha indicado que siguiera escaleras abajo hasta un punto de control donde una enfermera me tomaría la temperatura.

La enfermera me recibe con una agradable sonrisa que intuyo a través de su mascarilla, y me coloca un termómetro infrarrojo en la frente.

–35,9 grados, perfecto –y comienza una retahíla de peguntas– ¿Has tenido tos? ¿Dolor de pecho? ¿Dificultad al respirar? ¿Has estado en contacto con algún positivo en los últimos días?... –A todo contesto que no, y, tras descartar que me haya contagiado de coronavirus, me deja acceder al área del Hospital de Día.

Aquí también hay cambios: han cerrado el acceso habitual con unas mamparas oscuras y una señal de prohibido el paso, solo personal autorizado. Un cartel provisional indica la nueva ruta dando un rodeo por otro pasillo que conduce hasta las salas de oncología, las cuales se han reducido a la mitad para destinar una parte, según me explicaron más tarde, a UCI de enfermos de COVID-19. La clínica se ha quedado sin espacio físico para tratar los casos más graves.

Todo esto impone bastante respeto, ver cómo están blindando los hospitales para frenar el avance del virus, reconvirtiendo espacios y optimizando recursos para seguir acogiendo los pacientes que no paran de llegar. Estoy viviendo de primera mano los estragos provocados por el impacto del virus en la Sanidad, y me sorprende que aún haya personas que minimicen sus efectos.

La vida en pausa

El personal sanitario está irreconocible con tantas capas que llevan encima, los llamados EPI (equipo de protección individual): doble mascarilla, guantes, batas de plástico sobre el uniforme de tela, gorro quirúrgico..., solo se les ven los ojos. Aun así, no pierden el sentido del humor y se te acercan bromeando.

–¿Me reconoces? Porque no me reconozco ni yo con tanta cosa encima. –Mientras habla, María se recoloca la doble mascarilla con un extensor de correa que libera las orejas y se sujeta en la parte trasera de la cabeza.

Me siento en la butaca, todavía bastante desconcertada con todo lo que se ha montado, ¡menuda paranoia! Estoy algo asustada, me noto taquicardia. Me va a dar un ataque de ansiedad si sigo así. No me llega el aire a través de la mascarilla. Me la bajo para beber agua e intento serenarme. Otra enfermera viene a tomarme la presión arterial. La tengo algo baja, y estoy tan angustiada que se me saltan las lágrimas.

Todo me parece tan surrealista, es como estar dentro de una de esas películas apocalípticas donde el mundo se va a la mierda y nadie sabe si sobreviviremos.

Para colmo, pasan los minutos y mi medicación no llega. Para hacer tiempo la enfermera empieza a ocuparse de mi brazo: limpia el catéter e hidrata la zona que está algo enrojecida de llevarla tapada una semana. Me coloca los sueros previos con los paliativos para contrarrestar los efectos negativos (un protector estomacal, otro para evitar náuseas y un antihistamínico con cortisona), pero las bolsas con la «superfórmula» se estaban retrasando y han tenido que reclamarlas. Esto de la superfórmula lo he tomado prestado de una iniciativa maravillosa llevada a cabo en un hospital brasileño que trata a niños con leucemia; los peques reciben la medicación presentada con dibujos de sus héroes favoritos, como si de esta manera les transfirieran un superpoder especial para curarse. Me parece una gran idea para poder mirar sin temor este gotero con el que mantengo una forzosa relación de conveniencia. Pues todos, en algún momento, nos sentimos como niños ante la desolación que produce el cáncer.

Casi una hora de espera y todavía nada. Pregunto a una enfermera y entonces me suelta que va a venir el médico a hablar conmigo, eso sí que no me lo esperaba. Aparece el doctor y me comenta que no voy a recibir tratamiento, ni hoy ni en las tres semanas siguientes, como cautela para evitar riesgos mayores en caso –¡Dios no lo quiera!– de contagiarme con el covid. Yo no entendía nada, en las visitas anteriores le había preguntado en alguna ocasión por los riesgos de contraer el virus, y siempre le había restado importancia; claro que por entonces no tenían las ucis tan saturadas como ahora. En fin, más vale prevenir que curar, como dicen. Así que después de pasar el mal rato, me desenchufan y para casa, a esperar que acabe el confinamiento.

Voy a estar tres semanas sin recibir la medicación. Espero que eso no suponga ningún inconveniente para mi curación, el médico me ha asegurado que no, pero yo no las tengo todas conmigo.

Todos vamos como pollos sin cabeza. Nadie sabe cuánto va a durar esta pandemia, no se ve el final, pasan las semanas y prorrogan el confinamiento. Aparentemente la única manera efectiva de frenar el avance del virus es evitar los contactos. No podemos salir a la calle a pasear, solo a hacer la compra, de la que habitualmente se encargan mi marido e hijos. Hay que intentar verle el lado positivo y hacer aquellas actividades que nos motiven. Distraernos con aquellas cosas para las que nunca encontramos tiempo en nuestro día a día. Yo aprovecho para descansar, leer en el balcón un ratito al sol (evitando que me dé directamente, ya que tengo la piel fina como las princesas de los cuentos), hacer ejercicio, comer bien y ver películas y series.

Intento disfrutar de estos momentos en familia, ya que estamos obligados a pasar tantas horas juntos. Quizás deberíamos valorarlo más. Este fin de semana hemos recuperado juegos de mesa que ya teníamos olvidados de cuando los niños eran pequeños. Este tiempo que estoy viviendo tan intenso junto a ellos no tiene precio. Cuando se hacen mayores, cada uno lleva un ritmo y un horario diferente y tienen sus propias preocupaciones, ya no nos necesitan igual que antes, y a veces se aíslan en su mundo del que es difícil sacarlos. El confinamiento nos brinda una oportunidad muy buena de reforzar vínculos.

Aunque todo esto tiene su controversia. Por un lado, nos acerca más a las personas con las que convivimos y, por otro, nos distancia de otras que también tienen un papel importante en nuestras vidas. Mis padres, por ejemplo, ellos viven cerca, pero la pandemia los ha alejado demasiado.

Las personas mayores son el grupo de más riesgo y por eso tenemos que limitar las visitas. Un hecho que provoca soledad y tristeza, especialmente para aquellos que viven solos o en residencias, ya que pueden tener la sensación de sentirse abandonados. A muchos de ellos les cuesta entender lo que está pasando. De repente, se han visto privados de los abrazos y el cariño de sus hijos y nietos. Toda esta crisis nos está enseñando a valorar el afecto, la calidez de los abrazos y la necesidad de sentirnos cerca.

La ventaja es que vivimos en el siglo XXI, y disponemos de las tecnologías que nos ayudan a acortar esa distancia, por lo menos a mantener el contacto con el mundo exterior, con amigos y familiares a través de chats y videollamadas. Por el contrario, estamos sobreinformados. Enciendo el televisor y entro en un bucle con todas las cadenas emitiendo ininterrumpidamente el baile de cifras de contagios y fallecidos diarios, causando más sensación de inseguridad y temor del necesario. Sentir miedo no es nada saludable para nuestra salud mental, y menos si nos han impuesto un encierro en casa.

Afortunadamente la ciudadanía es resiliente y sabe encontrar fórmulas para sobrellevar el trance causado por el drama que estamos viviendo.

«Todo va a salir bien». En balcones y ventanas se pueden ver algunas pancartas con dibujos de arco iris y mensajes alentadores. Los niños siempre nos enseñan lecciones, qué rápido se adaptan a los cambios. Su rutina diaria de ir a la escuela, relacionarse con sus compañeros, jugar en el recreo y en el parque, hacer extraescolares... se ha visto alterada, ya no salen de casa. Pero muchos de ellos viven todo esto que está pasando como si se tratase de unas vacaciones escolares y una nueva manera de vivir aventuras en el hogar familiar. Saben que todo es pasajero y pronto volveremos a la normalidad, eso espero.

Tenemos que ser pacientes y agradecidos, porque mientras nosotros nos encontramos a salvo en nuestros domicilios, cada día cientos de médicos, enfermeros y enfermeras se juegan la vida en primera línea en la lucha contra la pandemia, con escasos recursos y con los hospitales desbordados. Desde hace poco se ha extendido una ola de solidaridad por todo el país que promueve el aplauso cada tarde, a las 20 h, desde las ventanas y balcones de nuestras casas, para agradecer la labor de los sanitarios. Un poco de empatía nos viene bien a todos.

Todo esto pasará, la humanidad afrontará este reto y lo superará a pesar de las terribles consecuencias, solo cabe esperar que lo aprendido nos haga ser mejores personas. Sin duda, dejará una huella imborrable en cada individuo y en la memoria colectiva.

Han pasado dos semanas y parece que voy a volver antes de lo previsto a retomar la medicación. Mi médico se lo ha pensado mejor y esta mañana ha llamado para decirme que vuelvo a la carga. Reanudo el ciclo pero solo me pondrán un fármaco en lugar de dos, ya que uno de ellos puede dar bajada de defensas y con la que hay liada aquí fuera mejor tener las defensas al máximo nivel, como en los videojuegos.

En vez de alegrarme, la noticia me deja un poco chafada, sabía que tenía que volver porque el tiempo corría en mi contra, pero me había tomado esto como si fueran unas mini vacaciones igual que los niños. Empezaba a encontrarme estupenda y pensar en volver a pasar el mal trago de la quimio me desesperaba. Aún me quedan ocho semanas de tratamiento, y el final parece tan lejano.

De vuelta al Hospital de Día. A ver qué me encuentro esta vez.

La imagen que da el hospital es bastante fantasmagórica: casi vacío, controles de temperatura, vigilantes en los accesos, zonas prohibidas y los profesionales sanitarios van ataviados hasta las cejas. La zona dedicada a oncología está cerrada por completo, exclusiva para pacientes de coronavirus. Tengo que preguntar a una enfermera porque no consigo ubicarme entre tantos pasillos y llevo unos minutos de excursión por el edificio. Nos han desplazado a la primera planta, en el área de Consultas Externas. Han habilitado unos despachos para atender dos o tres pacientes en un lugar más preservado y alejado de los pacientes con covid-19, cosa que inquieta bastante.

Aunque el espacio es más tranquilo, resulta más incómodo al ser más pequeño. No hay sitio para dejar los objetos personales, ni puedo estirar las piernas porque entorpecería a las enfermeras. Por suerte el tiempo pasa rápido con un solo fármaco. Me he quedado medio dormida con la tablet en la mano mientras leía una novela policiaca.

Cuando por fin salgo fuera, mientras espero que me vengan a recoger, vigilo que no haya gente a mi alrededor, me bajo la mascarilla y cojo una gran bocanada de aire para llenar completamente mis pulmones. No sabéis que sensación de bienestar, algo tan habitual como es el acto reflejo de respirar se me antoja lo más valioso que se pueda tener en estos momentos.

Después de las tres semanas que llevaba confinada, necesitaba sentir la libertad y el aire entrando en mis pulmones aunque solo fuera unos minutos. Como dice el dicho: no valoramos lo que tenemos hasta que lo perdemos.

Respirar, que verbo tan maravilloso. Sin él no hay VIDA.

La vida en pausa

«Resistiré, para seguir viviendo.
Soportaré los golpes y jamás me rendiré.
Y aunque los sueños se me rompan en pedazos.
Resistiré, resistiré».

Dúo Dinámico

Maria Del Valle

Séptima sesión

14 de abril. Una más y una menos.

Seguimos con el ritual y las medidas de prevención impuestas para protegernos del coronavirus. Tras pasar el control de seguridad, contestar las preguntas de rigor, desinfectarme las manos y tomarme la temperatura, llego a la sala 3 de Consultas Externas. No me da tiempo ni a sentarme en alguno de los asientos que no están tachados a modo de X con cinta adhesiva, porque enseguida me llaman para entrar en uno de los despachos donde me acomodan entre otras dos pacientes.

Son estancias muy reducidas y con las mascarillas puestas se acusa bastante la falta de aire y hace calor. La proximidad entre nosotras facilita la comunicación y eso hace que nos pongamos a hablar y el ambiente sea más distendido. No suelo entablar demasiada conversación con otras pacientes, pero a veces resulta agradable y necesario poder hablar abiertamente sobre este marrón que compartimos: los diversos síntomas, remedios que van bien, consejos y ánimos entre nosotras. Cuando compartes, se desencadena una especie de liberación en tu interior, ese peso que llevas se aligera. Ya no eres la única que está pasando por todo esto, no estás sola, y se puede salir adelante. Este es el mensaje que llega a tu cerebro.

Una de ellas está acabando el tratamiento, solo le quedan un par de semanas y luego empezará la radioterapia, recta final ¡Qué suerte! Me alegro por ella y por mí, me alienta. Hablamos de algunos efectos secundarios que pueden surgir en esta segunda etapa. He de controlar las uñas, ya que pueden ennegrecerse e incluso caerse, tanto las de las manos como las de los pies. Tomo nota del remedio por si me pasa: hacerse lavados con diez vasos de agua y uno de vinagre.

También hay una chica que empieza nueva. Esto es el pan de cada día. Me recuerda a mí misma cuando llegué como corderillo al matadero, asustada y perdida. No puedo evitar empatizar y darle ánimos junto con algunos consejos, sobre todo del tema del estreñimiento (observación que me hicieron a mí también el primer día y que no tuve en cuenta, y después lo pagué caro), y le recomiendo algunos sitios donde adquirir pelucas y pañuelos, en esto último ya soy una experta. Ella me mira sorprendida y comenta que ni se había dado cuenta de que llevaba peluca. No sé si es un cumplido, pero me alegra oírlo. La verdad es que cada vez me siento más cómoda con mi disfraz, al menos me permite relacionarme sin complejos y sentirme a gusto conmigo misma.

En el mes que llevamos de confinamiento, mis únicas salidas al exterior han consistido en las visitas al hospital. Soy de riesgo y debo extremar, aún más si cabe, las precauciones para evitar el contagio. El número de muertes y positivos se ha ido reduciendo ligeramente esta última semana y el gobierno ha empezado a escalonar la vuelta a la «normalidad», lo pongo entrecomillado porque nadie sabe cómo será esa normalidad a partir de ahora: si podremos volver a abrazarnos y besarnos sin miedo, disfrutar de una comida en un restaurante o un refresco en la terraza de un bar, salir a pasear al aire libre solo o en compañía, ir al cine o al teatro... Quién sabe cuándo volveremos a caminar sin necesidad de mascarillas, sin desinfectarnos continuamente las manos y sin miedo a contagiarnos de este virus o cualquier otro que surja.

Una de las preguntas que corren por las redes sociales es: ¿qué es lo primero que harás cuando todo esto pase? Las respuestas son muy dispares pero hay una que se reitera y con la que coincido. ¿Queréis saber qué es lo que más echo en falta? Los abrazos.

Me muero de ganas de abrazar a mis padres, hermanos y amigos a los que hace meses que no veo; eso es lo primero que haré cuando acabe esta pesadilla: abrazarlos y achucharlos con cariño. Pero aún queda para eso, primero saldrán del confinamiento aquellas empresas que no puedan realizar teletrabajo y que tengan garantizadas las medidas de seguridad en sus trabajos. El resto de la población, hasta principios de mayo, debemos continuar con el 'arresto domiciliario'.

Todos los días son iguales y para resistir tienes que saber mantener una rutina y buscar actividades creativas que te ocupen durante un tiempo la mente. Eludir el abismo del desánimo, esa sombra que siempre está ahí acechando. La escritura es para mí un entretenimiento que me llena y me ayuda a evadirme. Redactar este diario y abrirme a otras personas para que conozcan lo que supone esta enfermedad me sirve también de autoayuda y terapia emocional.

Cuando era pequeña deseaba ser escritora y publicar muchos libros sobre todo de aventuras y de misterio, que eran las historias que más devoraba. Con el tiempo te das cuenta que no es lo mismo ser lectora que escritora, que no es un oficio fácil y que requiere mucha más dedicación de la que en un principio parecía. Luego está el hecho de tener algo que contar, encontrar una historia que atrape al lector y que no le suene a lo de siempre.

Acabo de cumplir 50 años y ese primer libro que pensaba escribir se está haciendo esperar. Alguien dijo que resulta más fácil si se narra desde la experiencia personal, un relato tiene que ser verosímil. Lo que nunca imaginé es que acabaría escribiendo sobre mi propia vida y en estas circunstancias.

Esta enfermedad me está haciendo ver la vida de otra manera, revisar mi escala de prioridades y desechar ideas absurdas como metas probablemente inalcanzables, pues lo importante es disfrutar de lo que haces día a día sin pensar en si mañana publicarás un libro o si estarás viajando a Nueva York. Valoro mucho más el presente.

Maria Del Valle

La vida en pausa

«Sant Jordi duu una rosa mig desclosa
pintada de vermell i de neguit.
Catalunya és el nom d'aquesta rosa
i Sant Jordi la porta sobre el pit».

JOSEP MARIA DE SAGARRA

Maria Del Valle

Octava sesión

21 de abril. Pasado mañana se celebra en Catalunya la diada de Sant Jordi, el Día del Libro, una de las fiestas populares más importantes –sino la más importante– de nuestro país. Un día al que nadie se resiste a regalar un libro o una rosa a su pareja o a esa persona tan apreciada. Libreros y floristas ponen todo su empeño para lograr que sea una celebración inolvidable.

Mucho me temo que este año va a ser diferente. Las calles estarán tristemente vacías, en especial la Rambla de Barcelona ofrecerá una imagen insólita sin el habitual gentío, sin los puestos de rosas y libros, y sin las tradicionales firmas de autores. La ciudadanía sacrifica su fiesta por la lucha contra el coronavirus. Habrá que conformarse con rosas, presentaciones literarias y abrazos virtuales hasta que volvamos a reunirnos de nuevo. Ya habrá tiempo para celebraciones cuando todo esto pase.

He llegado a la mitad del tratamiento, a partir de aquí el camino parece más corto. Hoy recibo la octava sesión, ya solo restan ocho más para completar las dieciséis según lo pautado. Hago el recorrido de la última semana en dirección hacia las Consultas Externas, donde me espera una de las enfermeras del Hospital de Día para acompañarme al interior de un despacho junto con otras pacientes. He coincidido con la chica que comenzó la semana pasada. Hablamos un poco. Sigue preocupada por la caída del cabello, como todas, y como está todo cerrado por la alerta sanitaria aún no ha podido mirarse ni pelucas ni nada.

No sabemos cuánto durará este encierro, ahora dicen que hasta el 10 de mayo. Salgo al balcón y me entra nostalgia al ver las calles vacías. Ya empiezan a ser los días más largos y cálidos, y se intuye un verano rodeado de incertidumbre. El aire está más limpio con el respiro que le estamos dando al planeta: menos tráfico, menos humos, menos contaminación... Algo positivo nos vamos a llevar. Esto es un toque de atención para que el ser humano tome nota de lo que sucederá si no cuidamos el medio ambiente ni respetamos la naturaleza.

Soy alérgica al polen de algunos árboles que polinizan en primavera, por esta época suelen administrarme antihistamínicos y corticoides nasales para paliar las molestias. Durante unos años me estuve vacunando y a día de hoy lo tengo bastante controlado, pero precisamente si algo he de agradecer al confinamiento es que no he tenido que tomarme nada, eso lo dice todo. Menos mal que la alergia no se suma a la lista de afecciones que llevo encima. En general, me voy encontrando mejor. Los dolores musculares surgen puntuales a los tres días, duran un par de ellos y prácticamente desaparecen. Comparado con lo que he pasado con «la roja», esto es gloria.

Procuro hacer ejercicio regularmente e incluso me atrevo con coreografías de fitness de las que corren por YouTube. Me vengo arriba, como dicen mis hijos, aunque luego me resiento y empiezo a pensar si no me habré excedido. A veces me asaltan los remordimientos porque no acabo de tener claros mis límites. Además, como mencioné anteriormente, esto es como una montaña rusa, de repente estás arriba disfrutando y luego te desplomas en caída libre.

Los cambios en mi aspecto físico siguen su curso. Ahora les ha tocado el turno a cejas y pestañas, que aún resistían en su sitio desafiando la gravedad. Siempre he tenido las cejas muy finitas, pero ahora apenas se distinguen. Las perfilo cada día con un lápiz de cejas porque quiero seguir reconociéndome frente al espejo y que mi familia no note demasiado mi transformación física, aunque ellos digan que no les importa y que sigo siendo la misma de siempre. Pero cuando me miro, veo a una extraña a la que no sé si tratar de tú o de usted, porque aparenta más edad y eso me da respeto. Tiene cuatro pelos mal puestos que se resisten a caer, ojeras y el rostro pálido. No es una visión muy agradable, creo que no me acostumbraré a ella. Solo me queda esperar pacientemente a que esta mujer se retire y vuelva a dar paso a mi otro yo, el yo de siempre, el de ojos grandes, vivos e intensos, el de abundante cabello y mejillas sonrosadas.

Ya falta menos ¿verdad?

La vida en pausa

«Start spreading the news
I am leaving today
I want to be a part of it
New York, New York».

FRANK SINATRA

Maria Del Valle

Novena sesión

28 de abril. Este martes toca visita con el oncólogo.

La seguridad sigue siendo estricta, pero con el descenso de los contagios empiezan a relajarse un poco los protocolos. Así que, sin el saludo habitual de apretón de manos pero con mascarilla y guantes, mi médico me atiende presencialmente y me realiza una exploración para ver cómo sigue el bultito. Por lo visto ya casi ni se percibe al tacto.

—¡Buena señal, esto va muy bien!

La verdad es que me alivia oír las palabras del médico, me transmiten confianza y serenidad. Salgo de la consulta feliz con la seguridad de que todo va a ir bien y con la respuesta resonando en mi cabeza: «eso espero».

De momento, seguiré dos semanas más poniéndome solo uno de los fármacos. Eso también me alegra porque pasaré menos rato en la butaca azul sujeta al porta sueros.

El procedimiento es siempre el mismo: primero me limpian con una solución salina el PICC; ponen crema alrededor de la vía, ya que la piel suele estar irritada después de tenerla tapada con apósitos durante una semana; luego me administran un par de bolsas con suero y antihistamínicos; y, por último, viene la superfórmula. En total, una hora y media aproximadamente hasta que se exprima la última gota.

Empiezo a sentir frío y sueño. Hay otra chica en la sala que no había visto antes, hoy estamos muy calladas. De pronto, la enfermera que nos asiste comenta que el viernes es fiesta, 1 de mayo, Día del Trabajador. Bueno, para aquellos que puedan disfrutarlo, porque el personal sanitario ha estado doblando turnos y haciendo horas extras desde que comenzó el Estado de Alarma. Muchos de ellos no saben lo que es un día de fiesta desde hace semanas.

Me detengo a pensar y caigo en la cuenta de que el 30 de abril debería estar volando a Nueva York. Mi regalo de aniversario. Un viaje que estaba gafado lo mire por donde lo mire. Lo cancelamos a causa de mi enfermedad, pero por culpa de la pandemia se han suspendido todos los vuelos internacionales, y para postre, la Gran Manzana es una de las más afectadas, con un millón de contagios y lamentablemente casi 60 mil fallecidos. Así que me consuelo con la idea de que no era el momento de conocer esta emblemática ciudad, pero a partir de ahora pasará al final de mi lista de lugares favoritos que visitar.

La vida en pausa

El fin de semana puedo salir a pasear ¡por fin!

Comienza la «desescalada», es decir, el fin progresivo del confinamiento, o como dice el Gobierno, la vuelta a la "nueva" normalidad por fases. De 6 a 10 de la mañana y de 20 a 23 horas se puede salir a pasear o hacer deporte, el resto del día es para los menores y personas mayores, o para realizar compras indispensables. Bueno, menos es nada, a mí me ha sabido a gloria, poder caminar y respirar al aire libre, sentir de nuevo el sol en la cara y disfrutar de la cálida temperatura del mes de mayo. Eso sí, con la mascarilla puesta.

He estado caminando como si no hubiera un mañana, más de una hora. No tenía prisa por volver, quería disfrutar cada segundo de libertad. Cuando he llegado a casa me dolía todo el cuerpo, pero ha valido la pena, después he descansado una horita y como nueva otra vez. Hay que sacar fuerzas de donde sea, no me rindo, aprovecho que me estoy encontrando mejor estos días para hacer más cosas y que la semana pase rápido.

Nada me causa más placer que ir tachando sesiones en el calendario: «una más y una menos».

Maria Del Valle

«Día Mundial de la Higiene de Manos
¡Salvar vidas está en tus manos!».

Organización Mundial de la Salud

Maria Del Valle

Décima sesión

5 de mayo. Ahora sí, me queda la mitad para acabar la segunda tanda de quimio. *Clap along if you feel like happiness is the truth Because I'm happy...*

¡Podría bailar y dar saltos de alegría!

Hoy llego animada a la sesión. Empiezo a ver demasiado movimiento en el Hospital, el ambiente se va relajando, y se han vuelto a programar visitas que habían quedado postergadas por la condición de confinamiento. Es un alivio ver que vamos volviendo a la normalidad, pero al mismo tiempo no dejas de sentir cierto temor porque el virus aún no se ha ido. Nos toca ser más responsables que nunca, hacer caso de las recomendaciones que nos vienen repitiendo desde que empezó la pandemia. La regla de las 3M: mascarilla, manos limpias con agua y jabón o gel hidroalcóholico, y mantener la distancia interpersonal de 1,5 metros de separación.

Una cosa que se toman muy en serio es la desinfección de manos. Ha habido días en los que me las he llegado a desinfectar hasta cinco veces. A la entrada hay un segurata con un dispensador de gel, luego paso el control de temperatura y la enfermera me vuelve a rociar con gel, además de entregarme unos guantes para que pueda moverme libremente. Pero, ojo al dato. Una vez que accedo a la sala donde voy a recibir el tratamiento (por cierto, han vuelto a cambiarnos de sitio, estamos en un pasillo entre consultas con más pacientes, ya no saben dónde colocarnos), otra enfermera me pide que tire los guantes que llevo puestos (WTF, ¡me los acababa de poner!), y me pone otro poco de gel, ¡cómo no!

Lo sé, son los guantes que menos han durado puestos en toda la historia de la humanidad. Para adornarlo, la misma enfermera comenta en voz alta que es el Día Mundial de la Higiene de Manos proclamado por la OMS como una de las medidas más eficaces para prevenir la transmisión de infecciones. Y es que al parecer los guantes dan, repito sus palabras, «una falsa sensación de seguridad», lo mejor es lavarse las manos a menudo para evitar gérmenes.

En fin, ya no sabes que pensar. Espero que con todo lo que estoy pasando este año se haya llenado mi cupo de mala suerte y el virus no entre en mi hogar, porque lo hemos tenido muy cerca, demasiado.

La vida en pausa

Abro un paréntesis para contaros que he pasado un mes muy angustiada porque le tocó a mi padre. El pobre hombre cumplía 80 años el día que la ambulancia se lo llevaba a un destino incierto probablemente con un diagnóstico de coronavirus. ¡Otro cumpleaños gafado!

Hacía algo más de una semana que había estado ingresado en el Hospital de Bellvitge por infección de orina, le mandaron para casa con antibiótico, pero pasaban los días y no mejoraba. No comía, tenía fiebre que iba y venía, le costaba respirar, y lo que ya nos hizo sospechar fue la dificultad para hablar de manera inteligible y una debilidad que ni se aguantaba en pie.

Todo este proceso lo fui siguiendo desde casa pues dada mi situación tenía que evitar cualquier riesgo de infección y no podía acercarme por su domicilio. Mi madre nos iba informando a diario, llamábamos a los médicos pero la saturación de la Sanidad era tal que ninguno podía venir a visitarlo, todos nos decían que fuéramos controlándole los síntomas y si empeoraba lo lleváramos a urgencias. Al final, tuvimos que tomar una determinación y llamar a una ambulancia viendo el empeoramiento de mi padre, a pesar del miedo a que entrara en un Hospital y no volviéramos a verlo más con vida. Esto era un hecho constatable que estaba ocurriendo a diario con enfermos de coronavirus, sobre todo en personas de avanzada edad. Cuando estos ingresaban, el virus les había atacado órganos vitales de tal manera que ya nada se podía hacer. Y lo peor, morían solos, sin la compañía de sus seres queridos, sin ni siquiera poder despedirse de ellos. Muy triste.

Estuvimos 24 horas sin saber de él, con una intranquilidad que nos asfixiaba. Le llevaron de un hospital a otro por falta de sitio, y finalmente acabó ingresado en el Hospital General de L'Hospitalet. Una doctora nos llamó e informó del pronóstico de mi padre, que no era nada alentador, pues tuvieron que aplicarle respiración asistida porque se confirmaba la presencia del covid en sus pulmones.

Dicen que las emociones intervienen en la curación del cáncer. Por eso sabía que tenía que mantener el control y no derrumbarme, mientras mi padre estuviera vivo seguía la lucha y la posibilidad de sobrevivir estaba ahí, así que no iba a rendirme. No podíamos estar junto a él por las medidas de seguridad anticovid, no podíamos cogerle la mano y darle cariño y fuerza; pero en cuanto empezó a espabilarse un poco y le permitieron hablar por teléfono con la mascarilla de oxígeno puesta (más bien escuchar nuestra voz y asentir) no pasó un solo día sin que le llamáramos. Queríamos que supiera que aunque no nos dejaran estar a su lado, le echábamos mucho de menos y pronto iba a volver a estar con nosotros. Desde mi experiencia sabía que lo más importante para afrontar una enfermedad es ese apoyo de tus seres queridos, sin ese hilo invisible al que aferrarnos estaríamos perdidos.

Dieciocho días estuvo ingresado y milagrosamente consiguió vencer el virus y volver a casa. Lo consiguió, es mi héroe. Y tuvo suerte de tener ángeles a su lado que le cuidaron estupendamente, incluso pudimos hacer videollamadas gracias a la amabilidad de una de las enfermeras que prestó su móvil para que pudiéramos vernos con mi padre. Un detalle que nos muestra la gran humanidad, la dedicación y el sacrificio de estos profesionales, a los que les tenemos que estar eternamente agradecidos por su labor en estos meses de pandemia.

Aún pasarán semanas hasta que pueda abrazar a mi padre, la prudencia me dice que debo contenerme, pero se recupera bien y eso me hace inmensamente feliz.

Las semanas se suceden unas tras otras, muy similares. Los martes tengo la cita ineludible para ponerme a tope con la superfórmula, y el resto de días, ahora que ya podemos salir a la calle, suelo dar cortos paseos por las mañanas para paliar la fatiga y las molestias articulares que vienen y van. El dolor de las piernas es otro inconveniente, duelen al agacharme, al doblarlas, al cabo de un rato de andar, incluso cuando duermo.

Pero caminar me estimula, merece la pena ignorar todos esos achaques y sentirme viva en cada paso. Mirar las nubes, el cielo azul, los árboles, el sonido de la ciudad, todo ello contribuye a mi bienestar. Pienso que estoy recuperándome y me olvido de todo el marrón que pesa sobre mí. Además, los expertos dicen que cuando practicamos regularmente ejercicio, nuestro cuerpo segrega serotonina, endorfinas, dopamina y no sé cuántas "inas" más, que nos ayudan a relajar el cuerpo, disminuir la carga mental, y hacen que nos sintamos más fuertes.

Las noches van algo mejor, aunque de repente me despierto con cambios bruscos de temperatura: ahora me retiro la colcha, ahora me la vuelvo a poner. Estos calores repentinos me dan también durante el día, acompañados de picores y ardor de mejillas. Parecen los típicos sofocos de la menopausia, quizás lo sean o quizás se haya estropeado el termostato que regula mi temperatura corporal, ya no sé qué pensar.

Esta nueva quimio me afecta más las mucosas, me suele sangrar la nariz y estoy moqueando todo el rato; uso un spray de agua de mar y un suero nasal con aceites, vitaminas, minerales y otros ingredientes que hidratan bastante y me ayudan a respirar mejor. Y luego está la sed, tengo mucha sed. El problema es que respiro por la boca y se me reseca hasta garganta, y mis labios se agrietan. Cuando duermo tengo que beber agua constantemente para aliviar la sensación de tener saliva pastosa y salada, como si llevara mucho tiempo tomando el sol en la playa y me estuviera deshidratando.

De todas maneras, firmo para que esto ya sea así, he vuelto a recuperar calidad de vida. Aunque siempre surgen cosillas. Ahora llevo unos días con el ojo inflamado por un orzuelo. Me preocupo porque nunca sabes si lo que te pasa está relacionado con el tratamiento o no. Por eso, he aprovechado que tengo control analítico para bombardear con preguntas a la enfermera, la cual armada de gran paciencia me recomienda ponerme una gasa con infusión de tomillo sobre el orzuelo, ya que tiene un efecto antiinflamatorio. Por lo visto el tomillo vale para todo, también lo utilizo para enjuagues bucales después del cepillado. Benditas sean las plantas y sus propiedades medicinales.

A veces ocurren estas cosas. Un día te levantas bien y al siguiente tienes alguna molestia, como este orzuelo, y no sabes si son efectos secundarios o de la alergia, o de nada en concreto, simplemente algo que surge sin más. Es inevitable preocuparse, y más si eres hipocondríaca como es mi caso. Lo mejor es respirar hondo, echar el aire lentamente y serenarse. No darle demasiadas vueltas y desviar la atención a otros asuntos hasta ver como evoluciona el tema, y si ves que no puedes aguantar siempre queda el recurso de llamar al teléfono de atención del ICO. Yo siempre lo tengo a mano en forma de imán enganchado en la nevera, junto con los números de las pizzas a domicilio y los recuerdos de nuestros viajes. Todo un detalle por parte de las enfermeras, pues nunca se sabe cuándo lo vamos a necesitar. He llamado un par de veces con dudas sobre alguna medicación y me han atendido rápido y aconsejado bien. Mi experiencia ha sido muy positiva. Así que no os dé reparo llamar si tenéis alguna duda, están ahí para ayudarnos.

Es importante insistir en que no estamos solas en esto. Cuesta asimilarlo, lo sé, porque a veces creemos que estamos molestando con nimiedades, pero no es así. Si algo nos inquieta, tenemos que solucionarlo o de lo contrario nos irá generando un malestar mayor que podría desaparecer con una simple llamada. No merece la pena, si tienes dudas busca consejo. Los profesionales al otro lado del teléfono son muy conscientes de cómo nos sentimos y son los primeros en ofrecernos su apoyo y comprensión.

La vida en pausa

«Mai no és massa tard per tornar a començar,
per sortir a buscar el teu tresor.
Camins, somnis i promeses.
Camins, que ja son nous».

Sopa de Cabra

Maria Del Valle

Undécima sesión

12 de mayo. Tengo visita médica habitualmente cada quince días, un control rutinario para valorar mediante una analítica previa si mi estado de salud es óptimo y si estoy tolerando bien la medicación.

Son buenas noticias: las defensas están bien y la superfórmula está haciendo su trabajo. Cuando falte una semana para acabar tendré que hacerme una resonancia para evaluar cómo ha ido todo. El médico se muestra optimista. A lo largo de estos meses ha ido constatando como el bulto se reducía hasta prácticamente no detectarse al palparlo. Actualmente, sigo poniéndome solo uno de los medicamentos, el Taxol, junto con los sueros paliativos de los efectos secundarios.

Pues venga, a ello, una más y una menos.

En esta ocasión me han rociado las manos con gel hidroalcohólico en tres puntos diferentes del hospital hasta llegar a la sala destinada a oncología. Y de nuevo me han

Maria Del Valle

hecho tirar los guantes que traía de casa nada más cruzar la entrada, así que he decidido que ya no volveré a traerlos puestos nunca más, bastará con aplicarme gel con frecuencia.

Las pobres enfermeras cada vez llevan más capas de protección. Ahora usan una bata blanca con mangas largas cerradas con gomas elásticas para no dejar el brazo al descubierto, doble mascarilla y gorro quirúrgico. Toda precaución es poca, ya que el sector sanitario es uno de los colectivos más afectados por el coronavirus.

Con la mitad de la medicación son menos horas de chute, pero igualmente acabo agotada porque a veces se alarga todo debido a los controles médicos, la cura del brazo, las esperas… Después llego a casa y tengo que tomar precauciones por si he podido tener algún contacto con el virus sin saberlo. Me ducho y echo a lavar a 60º toda la ropa que he llevado puesta en el hospital. Así que entre una cosa y otra se me quita hasta el hambre, como algo rápido y me pego una larga siesta reponedora.

Me levanto descansada y con las pilas cargadas. Ahora que los días son un poco más largos, me apetece a salir a pasear.

Por cierto, al salir del hospital me he encontrado con una de las chicas con las que coincidía en alguno de esos soporíferos momentos que pasaba enganchada al porta sueros. La he tenido que mirar dos veces, pues he dudado si era ella o no. Habitualmente lleva una peluca rubia que le sienta genial, pero esta vez luce un corte bastante rapadito con el que sigue estando igual de guapa o más. Se lo digo, «que está muy guapa», aunque ella me dice que se ve rara y no se atrevía a salir así, que se acababa de quitar la peluca en el lavabo. Le insisto en que le queda muy bien y que ya no le hace falta la peluca para nada.

¡Qué bien! Cómo me alegra ver que otras compañeras van llegando al final de este largo camino que recorremos juntas. Porque en esto somos un equipo. Ninguna debe quedarse atrás. Se puede llegar al final ¡Claro que sí!

Tenemos ganas de recuperarnos, y ya sé que pensareis que la pérdida del pelo es lo de menos, eso mismo nos decimos, pero, con sinceridad, volver a tener pelo es vital para nosotras, nos ayuda a reconocernos y nos alienta a seguir adelante.

Al llegar a casa me quito la peluca y observo mi cabeza: aún siguen ahí mis cuatro pelillos rebeldes. Me examino con más detenimiento y creo ver un poco más de vello incipiente en la zona del flequillo, pero quizás me dejo llevar por las ganas.

Hace unos días estuve buscando en internet otro banco de pelucas y encontré la Fundación Oncolliga de Barcelona. Aquí también las prestaban pero en estos momentos apenas disponían de surtido y la trabajadora social que me atendió me recomendó una tienda de complementos de peluquería y estética con precios muy económicos, en L'Hospitalet de Llobregat. Pues hacia allí que me fui. Finalmente hallé lo que buscaba. Salí de la tienda con un nuevo *look*: una media melena castaña y lisa que al ponérmela fue como volver a verme a mí misma en el espejo. Me veía mejor que con la peluca que me habían cedido en la asociación PICAM, ya que no estaba acostumbrada a verme con el pelo tan corto. ¡Qué fácil es encontrar la felicidad en los pequeños detalles!

He adquirido el hábito de salir a caminar temprano. Alrededor de las 9 horas no hay apenas gente en la calle y la temperatura es ideal. Mi lugar favorito es un parque que queda a unos 15 minutos de casa, con caminos serpenteantes entre diversas especies de árboles y plantas que ofrecen un agradable espectáculo de colores en esta época del año. Tan solo unas pocas personas se cruzan en mi paso, algunos *runners* y dueños de perros.

Camino sin prisa, respirando con cierta incomodidad bajo la mascarilla, pero me encuentro bien, llena de energía y de fuerza. Es un lugar tranquilo para pasear y pensar, dejar volar la imaginación por senderos que se abren frente a mí, nuevos retos, nuevas oportunidades que me esperan cuando todo esto acabe. Sonrío, no puedo evitarlo, me siento feliz de estar viva y me entran ganas de bailar con cada canción que reproduce Spotify en mi móvil.

La vida en pausa

No me gusta hablar de la enfermedad como una lucha, ni una batalla a la que enfrentarme. Vamos a dejarnos de etiquetas ('valientes', 'luchadoras') y de slogans ('Súmate al rosa') que no sirven más que para hacer demagogia. Es simplemente una enfermedad que durante años ha sido un tema tabú provocando que se usaran eufemismos para evitar el término cáncer asociado con algo malo y negativo. Pero, llamar las cosas por su nombre ayuda a eliminar el estigma.

De acuerdo que el cáncer puede ser destructivo y que tienes que afrontarlo con todas tus fuerzas, pero han habido grandes avances y hay fármacos muy efectivos que te pueden ayudar a superarlo. Requiere aceptación y asimilación. Todo lleva su proceso, pero al final terminas aprendiendo lo que implica convivir durante un tiempo de tu vida con el cáncer.

Aprendes a ser paciente y resolutivo. Aprendes a superarlo.

Maria Del Valle

«Un Yo que sigue cambiando es un Yo que continúa viviendo».

Virginia Woolf

Maria Del Valle

Duodécima sesión

19 de mayo. Hace un día radiante de primavera y decido ir andando hasta el hospital que está a unos treinta minutos desde casa. Así me llevo esos minutos de sol que son tan buenos para recibir la vitamina D que el cuerpo necesita y hago un poco de ejercicio.

Atravieso aquel parque del que he hablado antes y resulta un paseo agradable. Camino con energía aunque llevo unos días que me duelen las piernas, pero ya cuento con las susodichas molestias que provoca la quimio y no me pienso quedar quieta. Confío en que cuanto más me mueva, mejor será mi recuperación.

El hospital va volviendo a la normalidad. Aunque siguen sin dejar entrar acompañantes, pero ya no me preocupa tanto estar sola. Me conecto al wifi del hospital y me entretengo con juegos descargados en el móvil. Con el confinamiento me aficioné a algunos de ellos, especialmente aquellos que permiten jugar en línea con otras personas, de manera que cuando me encontraba con ganas pasaba el rato compitiendo, sobre todo con mis hijos.

Después de las dos horitas de rigor, distraída con el trasiego de pacientes y enfermeras, decido volver a casa también caminando. Admito que la vuelta se me hizo larga, pues sales de allí mucho más cansada y floja por todo lo que te administran. Así que ha sido llegar a casa, ducharme y acostarme, para variar. Una hora después, ya estaba *ready* y con mucha hambre. La verdad es que he recuperado el apetito y he ganado casi un kilo. Mi aspecto está en continuo cambio, por dentro y por fuera, continúo viviendo.

Estoy viva, en pausa, pero viva.

No sé cómo me afectará todo esto, hay quién dice que me hará más fuerte. Otro cliché: lo que no te mata, te nace más fuerte. Pero ¿más fuerte para qué? Yo solo quiero volver a sentirme bien, poder salir a pasear, hacer deporte, quedar con las amigas, abrazar a la familia, y perderme en cualquier lugar que ofrezca cosas por descubrir. Disfrutar el presente. No quiero vivir con prisas, ni rodeada de gente tóxica, ni bajo presiones, ni agobios, ni estrés. Ahora estoy de baja laboral y a veces tengo ganas de volver para sentirme activa, pero cuando vuelva tengo que establecer

La vida en pausa

unos límites donde la prioridad sea yo. Desde este momento, he ascendido al primer nivel en mi escala de prioridades.

Yo soy la prioridad: debo cuidarme y quererme más.

Conforme avanza la semana, aumenta el agotamiento. He empezado a notar más hormigueo en los dedos de los pies y las manos, entumecimiento en las articulaciones y músculos. Especialmente en el brazo donde tengo el PICC, de tanto en tanto, al estirarlo siento como un calambrazo. Cuantas más sesiones hago, más noto los efectos, es acumulativo.

A pesar de ello, salgo a caminar cada día. Por lo general, voy sola, escuchando música. Pero esta semana he quedado con «mi amiga del Broggi», como yo la llamo, la compañera que está a punto de acabar el ciclo y ha mandado su peluca a tomar viento.

Hemos andado casi dos horas. Se nos ha ido el tiempo hablando y se nos han olvidado los dolores. Nos hemos conocido un poco mejor, fuera de las asépticas paredes del hospital, y poniendo en común la experiencia vivida estos últimos meses. Todo era nuevo para nosotras y cada molestia, dolor, o síntoma era analizado con cautela hasta ver su evolución. Hemos compartido un marrón que ha tejido unos lazos invisibles y nos ha regalado la amistad. Quizás, esto sea lo único rosa que logro vislumbrar entre tanto marrón.

«Quien no haya sufrido lo que yo,
que no me de consejos».

SÓFOCLES

Maria Del Valle

Decimotercera sesión

26 de mayo. Hoy toca el noveno 'ciclo' de quimioterapia, usando la terminología hospitalaria. Yo cuento por sesiones y las enfermeras por ciclos.

La enfermera ya me estaba esperando para ponerme la medicación (las bolsas habían llegado antes que yo). Me he demorado en la consulta del oncólogo. Ya vuelve a estar a pleno rendimiento el hospital, y mi visita se ha retrasado, así que he llegado un poco más tarde de la hora prevista. Pero vaya aquí no hay prisas, las enfermeras te llaman y si no estás mientras van haciendo otra cosa, siempre hay algún «bip» reclamando su atención. Si no son ángeles, desde luego se han ganado el cielo.

Hoy suceden cosas muy raras. Estoy sentada en un pasillo entre consultas junto con otros pacientes recibiendo el tratamiento. El porta sueros o árbol (usando nuevamente el vocabulario sanitario) que está conectado a mi vía se ha caído de repente al suelo, provocando el sobresalto de toda la sala y mi espanto. La enfermera ha venido volando a levantarlo y a comprobar que no me haya hecho daño. He tenido suerte, si me hubiera dado un tirón en la vía y se hubiera salido, podría haber sido fatal ¿Os lo imagináis? Supuestamente se ha caído cuando manipulaban el árbol de otra paciente, los cables estaban por el suelo enredados y uno ha tirado del otro, el otro del siguiente, y así sucesivamente hasta que uno de ellos ha caído, el mío. ¡Menudo susto!

Después de este episodio y por si fuera poco, unos minutos más tarde, a la paciente de al lado le ha dado un 'chungo'. Vaya que le ha hecho reacción la superfórmula: se ha puesto roja, con mareos y dolor de estómago. Todos estábamos expectantes mientras las enfermeras mantenían la calma.

–Tranquila, no te pongas nerviosa –le decían–. ¿Acaso nos ves nerviosas a nosotras? Pues estate tranquila, que no pasa nada, todo va a estar bien.

Ha venido una doctora y se la han llevado para dentro de un despacho. Esto que ha pasado no es lo habitual, pero puede pasar. Nos avisan de que la primera vez puede dar reacción y entonces hay que ajustar la medicación. Yo me hubiera puesto igual de nerviosa, es el temor a lo desconocido que nos invade a todos los que pasamos por este trance. Afortunadamente, no ha sido nada grave. Le han dado otro potingue para contrarrestar los efectos adversos

La vida en pausa

y, al cabo de una hora, ha vuelto a su asiento para proseguir con el ciclo, como si nada hubiera pasado.

Al acabar, he llamado a mi marido para que venga a recogerme. La caminata del otro día después del tratamiento no me sentó nada bien y, según el doctor, en estas cuatro semanas que me quedan puedo notar más cansancio y sensación de hormigueo, así que más vale prevenir y tomármelo con calma. Ejercicio sí, pero moderado.

Cada vez estoy más cerca del final y en vez de alegrarme, me impaciento. Parece que no va a llegar ese día, y me asalta la incertidumbre de lo que vendrá después: la operación y la radioterapia.

He empezado a practicar meditación unos minutos antes de la siesta, que ya se ha convertido en parte de mi rutina de recuperación. Va bien para calmar la mente cuando te vienen pensamientos negativos. Se trata de aprender a vivir con ellos porque son inevitables, pero sin que nos dominen y perturben, aceptándolos sin tensión y centrándonos en el momento presente.

Asumir el cáncer no es fácil, nadie está preparado para esto.

Ha habido noches que me he despertado llorando sin saber exactamente por qué. A veces no puedo evitar asomarme por esa puerta donde dejé colgado el cartel de NO

ENTRAR para resistir a la tentación de cruzar al otro lado. Rápidamente la cierro porque sé que solo hallaré vacío, desolación y oscuridad. Me aferro a algo real que me ate a este mundo, como el amor de mis hijos, y solo así encuentro equilibrio y paz en mi interior. Los hijos nos dan esa fuerza que necesitamos en momentos como estos. Por ellos nos reponemos y nos enfrentamos a lo que sea necesario para seguir respirando en este mundo.

Supongo que todo irá bien, pero ese temor seguirá siempre ahí, aunque no me permita pensar en ello. Me gustaría que mis hijos supieran que los quiero con locura, y que cuando llegue mi hora espero poder quedarme cerca de ellos, ser una leve brisa, un aleteo, aire que los envuelva y los proteja de todo mal, secar sus lágrimas cuando flaqueen y ayudarles a levantarse una y mil veces. En definitiva, velar por su felicidad.

Pero como ya he dicho: nada de pensamientos negativos.

«Cada mañana nacemos de nuevo.
Lo que hacemos hoy es lo más importante».

BUDA

Maria Del Valle

Decimocuarta sesión

2 de JUNIO. Lo he escrito en mayúsculas para no tener que pellizcarme, porque aún no me lo creo. Por fin es junio, he logrado llegar a este mes que tiempo atrás me parecía tan lejano.

Medio año llevo con este marrón.

Recuerdo pasar las hojas del calendario de 2020 pensando en todos los días, con sus horas, minutos, y segundos que tenía por delante.

¿Qué puedo decir? Se llega. Así que si estáis pasando por algo similar: ánimo, no os rindáis, lo vamos a conseguir.

Estos días parece que la ciudad despierta de su letargo. Ha vuelto el ruido de los motores y el barullo de voces en las calles. Han desmantelado la UCI provisional que acogía a los enfermos del virus, y el Hospital de Día ha recuperado su sitio habitual. Se acabó el peregrinaje por el edificio. Soy la primera paciente en estrenar la sala. Son las 8.30 h de la mañana, aprovechando que no hay nadie, hago una foto para el recuerdo de estos días que serán mejor olvidar.

Todo está muy tranquilo. Las enfermeras están más relajadas y animadas con el regreso a la ubicación habitual, aún siguen con todas las prendas y complementos de protección, pero se percibe otro ambiente.

La pandemia ha aflojado en nuestro país, aunque sigue azotando fuerte por los estados de América del Norte y del Sur. En España, las cifras de infectados diarios ronda el centenar y la de muertos es mínima (34 en los últimos 7 días). Esto nos da cierto respiro. Parecía que esta epidemia no tenía final, pero el hecho de poder salir a la calle, aunque sea con mascarilla obligatoria, nos genera alivio y una felicidad inmensa. Al menos podemos disfrutar de terrazas y comercios locales que vuelven a estar abiertos, siempre con medidas extremas de higiene y manteniendo una distancia de seguridad de dos metros entre personas.

El entusiasmo con el que he empezado la semana se ha ido desvaneciendo. Es fin de semana y me encuentro bastante floja, baja de ánimo, cansada y quejosa. Me cuesta echar a andar, como si hubiera envejecido veinte años. Mi familia tira de mí e insiste en que cenemos fuera. No les cuesta demasiado convencerme. Igualmente me apetece

La vida en pausa

salir a probar las terracitas de la nueva normalidad, a ver si yo también recupero un poco de mi 'antigua' normalidad.

Después de tres meses de confinamiento, tener que hacer un rato de cola para conseguir una mesa en un bar me parece un esfuerzo insignificante. Se notan las ganas de restauración que tenemos todos, las terrazas están a tope. Llenas de vida otra vez. Una buena noticia para la economía, a ver si empieza a recuperarse tras la desaceleración sufrida estos meses.

Al final, ha valido la pena poder disfrutar de una cenita al aire libre. Risas, buena compañía, y fuera preocupaciones. Me ha sentado genial. Son estos pequeños momentos de la vida, aparentemente tan banales, los que te devuelven las ganas de seguir adelante. Sinceramente, ¿qué más se puede pedir?

Maria Del Valle

La vida en pausa

«La vida es una y ahora: vivámosla.
Vive el momento, no pensando en el futuro.
Y no tengamos miedo.
Lo que tenga que ser, será.
El tiempo que estemos aquí,
disfrutémoslo».

Pau Donés
(Jarabe de Palo)

Maria Del Valle

La vida en pausa

Decimoquinta sesión

9 de junio. Vuelve a ser un martes triste, con lluvia y con noticias que nos afectan a todos los que estamos haciendo el mismo viaje.

El cantante Pau Donés ha fallecido hoy, a los 53 años, después de cinco años de lucha contra el cáncer. Me ha afectado mucho la noticia. Me gustaba su música y su persona. Duele cuando esta mierda se lleva a uno de los buenos. Un músico de gran humanidad que nos deja toda una lección de vida y letras para reflexionar y saber apreciar cada pequeño gesto del día a día.

Llevo horas machacándome con sus canciones y sin poder dejar de llorar.

Conclusión: la vida es un regalo, aprovechémosla.

Esta mañana tengo la última visita con el oncólogo hasta después de la operación. Como no volveré a verle en varias semanas, traigo conmigo una lista con las molestias que estoy teniendo para saber su evolución, así como algunas preguntas sobre la intervención y la terapia posterior:

- o Tensión muscular por todo el cuerpo, especialmente en las piernas y cervicales.
- o Neuropatía periférica, dícese del entumecimiento, hormigueo o sensación de agujas en pies y manos que puede llegar a ser bastante agobiante.
- o Uñas frágiles y quebradizas.
- o Piel enrojecida y picor.
- o Digestiones largas y pesadas.
- o Fechas aproximadas de la operación y la radioterapia.
- o Realizar estudio genético.

Estoy acabando una fase, la más dura. El doctor insiste en lo bien que ha ido todo y añade que lo más difícil ya ha pasado. En estas dos sesiones que quedan, me encontraré más o menos igual, los síntomas seguirán en esta línea, no me tengo que preocupar por nada. Pero como ya sabéis que soy hipocondríaca le sigo haciendo preguntas para autoconvencerme, hasta que creo que lo estoy cansando y me reprende con suavidad.

–No te mires tanto. –Curiosa respuesta para venir de un profesional de la medicina.

La vida en pausa

Quizás no debería mirarme tanto, ni darle demasiadas vueltas a las cosas. Eso intento. Pero cuando estás sometida a tratamientos tan agresivos cualquier sensación o molestia que surge en tu cuerpo te genera inseguridad, no sabes si relativizarlo o darle importancia, estás a la expectativa de si irá a más o marchará sin más.

Procuro que las palabras de buenos augurios del médico sean como un mantra que me llenen de energía positiva estos días: *nankurunaisa* (todo va a estar bien), una expresión utilizada por los ancestros asiáticos, que desde siempre han creído en el poder de la palabra, para encomendarse al bien.

Me han llamado para darme fecha para operarme: el 26 de junio.

Tengo que hacerme una resonancia. Esta será la prueba definitiva para comprobar que el tratamiento ha surtido efecto y el tumor se ha reducido casi en su totalidad. Antes de empezar todo el proceso me realizaron un 'marcaje', me instalaron una especie de clip para localizar y dejar marcada la zona de la mama previa a la intervención quirúrgica. Suena peor de lo que realmente es, ya que con la anestesia local que te ponen ni te enteras de la intervención ambulatoria, y una vez colocado tampoco lo notas ni te afecta de ninguna manera. Esto se hace por si el tumor llega a reducirse tanto que desaparece, ya que esa zona debe ser limpiada quirúrgicamente de todos modos.

No debe quedar ni rastro del tumor.

Después de la operación imagino que descansaré un par de meses antes de iniciar la radioterapia, tendré tiempo de recuperarme y disfrutar del verano. También mirarán de hacerme un estudio genético para saber si hay un componente hereditario en mi enfermedad ya que en la familia ha habido varios casos de cáncer. El estudio servirá también para saber si mis hijos pueden verse afectados en el futuro. La suerte es que son varones y el riesgo de cáncer de mama es irrisorio, pero pueden padecer de próstata, es el mismo gen.

La prevención juega a favor nuestro ante este tipo de enfermedades.

«Allegría. Come un lampo di vita
Allegría. Come un pazzo gridar
Allegría».

René Dupéré
(Cirque du Soleil)

Decimosexta sesión y última

16 de junio. Último ciclo. Cuesta creerlo, después de cinco meses de tratamiento. Cinco meses difíciles pero superados por fin.

Estoy nerviosa, contenta y excitada.

Me levanto temprano y tomo un desayuno ligero (un vaso de leche de avena con cereales), y a las 9 de la mañana ya estoy en el hospital. He tenido suerte porque me ha tocado ser atendida por María, la enfermera que me colocó el PICC y que es puro torbellino de energía y de una enorme humanidad. Además, si todo va bien, hoy me extraerán por fin el dichoso trasto y preferiría que fuera ella quién me lo quitara. Aunque retirarlo, según dicen, sea sencillo y lo pueda realizar cualquier enfermera de oncología, me quedo más tranquila en sus manos, ya que ella me ha ido haciendo el seguimiento por el tema de los trombos que se me formaron en el brazo.

Así que mi último día no podría haber empezado mejor. Siempre he considerado que estas casualidades que conectan con nuestros pensamientos son de buen augurio.

Con este entusiasmo, el tiempo pasa volando, a pesar de que la sesión dura unas cuatro horas, pues desde hace un par de semanas han vuelto a ponerme los dos fármacos. Observo como descienden las gotas del suero con la superfórmula, sonrío interiormente, a partir de ahora ya no me hará falta más. ¡Qué felicidad!

Se acabó.

Finalmente, llega el momento de la extracción del catéter. Me lo quitarán allí mismo, en la butaca donde estoy recibiendo la medicación. A mi lado hay un par de pacientes con sus respectivos goteros, cada uno absorto en sus propios pensamientos. Le pregunto a María cómo lo hará, ya que me preocupa un poco que me cause dolor o que se atasque por el camino, yo que sé.

—Pues vamos a ver, respira hondo y echa el aire lentamente.

Inhalo aire y antes de soltarlo, siento un tirón vena abajo y un calor que me recorre el brazo. Suelto todo el aire de sopetón de la impresión que me causa. Entonces veo a María, la enfermera, sonriendo con el trozo de vía en la mano, igual que el torero que muestra el trofeo de una oreja en alto. ¡Uf, pues no ha sido para tanto! Me lo ha quitado en un segundo. Ni me he enterado y vuelvo a tener el brazo libre y suelto. ¡Brutal!

Llega la hora del adiós. Me despido de las enfermeras con las que he tenido más trato, pero sin el calor ni los abrazos que requerirían este momento debido a la precaución y el distanciamiento que impone el coronavirus. María me abraza por la espalda, Amparo me sonríe con ternura, con Marta nos chocamos los codos y Maite me despide alegre haciéndome prometer que pasaré a verlas cuando vuelva por allí en próximas visitas de control. ¡Y tanto!

Claro que volveré a saludar a mis ángeles, pues después de estos meses he podido constatar que lo son. Siempre estaré agradecida a todo el equipo de enfermeras y enfermeros de oncología por la atención que he recibido. Sin sus cuidados, sus atenciones y el cariño con que te tratan no hubiera sido fácil de sobrellevar tantas idas y venidas al hospital, tantas horas en aquellas butacas enganchada al árbol, tanta inquietud y temor por todo lo desconocido, tanta ansiedad por ir tachando una dosis más en el calendario...

Sé que me reitero, pero insisto, el mundo entero está en deuda con los profesionales sanitarios que llevan meses haciendo frente a la pandemia del coronavirus, en especial las enfermeras que han estado en primera línea desde el primer día. Su contribución ha sido vital para combatir el virus. Han sido protagonistas en las noticias y en las redes sociales, se han llevado aplausos diarios durante todo el confinamiento como merecido reconocimiento a su labor esencial en esta crisis sanitaria sin precedentes.

Ya solo queda esperar a que llegue el día de la operación. He tenido visitas previas con la anestesista y con la cirujana que me operará e incluso me han hecho una prueba PCR, una analítica que consiste en recoger una muestra mediante un frotis en los orificios nasales y en la lengua para descartar que no tengo covid. Reconozco que estoy un poco intranquila, me preocupa que me tengan que retirar más tejido de la cuenta y me quede ingresada, pues hasta que no abren no saben con certeza cómo va a estar todo. En principio, si todo va bien, será una intervención ambulatoria. Si todo va bien quiere decir, en términos médicos, que limpien la zona donde estuvo o quede parte del tumor, más el ganglio centinela.

No sé si habíais oído hablar de este ganglio al que denominan "centinela". Yo la verdad es que desconocía su función, así que por si no lo conocéis, os lo presento. Su función es la misma que la de un portero de discoteca, estar en la puerta de entrada evitando que entren elementos indeseables. Es decir, el ganglio centinela es el primer ganglio linfático que encuentran las células tumorales al intentar diseminarse.

La vida en pausa

Vaya que el quid de la cuestión está en el ganglio centinela, el cual tienen que analizar rápidamente mientras realizan la cirugía, ya que este nos va a indicar si hay más ganglios afectados, y, si así fuera, tendrían que quitarlos también. La operación se realizará bajo anestesia general. Debo estar en ayunas durante las siete horas previas y la tarde anterior debo inyectarme una dosis de heparina más baja de lo habitual.

Estoy satisfecha de haber llegado hasta aquí. Haber superado el tratamiento más duro es un gran paso, estoy muy cerca de la meta. No puedo evitar compartirlo con mis familiares y amigos más cercanos, hacerles partícipe de mi entusiasmo y recibir como siempre sus muestras de ánimo y sus propuestas de celebración para cuando todo haya acabado; porque esto se acaba, señoras y señores, y tiene que acabar bien. *Happy End.*

Tengo que creérmelo, he de recordar mi mantra: «Todo va a ir bien». Si creo firmemente en ello, me ayudará. Las palabras ejercen un gran poder en el plano espiritual, y los mantras son un buen recurso para recuperar la quietud. No soy una persona valiente, pero toca serlo. Procuro no pensar en la intervención y confiar en que voy a tener algo de buena suerte esta vez. En unas horas lo sabremos.

Maria Del Valle

«Quién tiene un porqué para vivir,
encontrará casi siempre el cómo».

WILHELM NIETZSCHE / VIKTOR FRANKL

Nankurunaisa

26 de junio. *Ready* para la operación

La verbena de Sant Joan, una celebración tan arraigada en nuestro país: noche de fiesta, familia, amigos, coca, petardos, risas, música y fuego para dar la bienvenida al verano. Pero este año apenas se escuchan cuatro petardos lejanos. Hay prohibición de hacer hogueras en la mayoría de municipios y las reuniones deben ser reducidas, de un máximo de 20 personas. Otra celebración que en lugar de estar envuelta en euforia, pasa sin pena ni gloria.

Yo estoy en casa, comiéndome un trozo de coca rellena de crema y bebiéndome un vaso de leche, a punto de irme a dormir, así que menuda fiesta tengo montada. No dejo de pensar en que en menos de 48 horas ya me habrán operado.

Son las 6.45 h de la mañana, del viernes 26. Aunque no podía dejar de pensar en la operación, al final logré dormirme y he descansado suficiente para afrontar la jornada.

Me pego una ducha con una solución jabonosa antiséptica que me facilitaron las enfermeras para desinfectar bien todo el cuerpo, me quito anillos y me pongo ropa cómoda. No puedo maquillarme, el rostro debe estar limpio, que en mi caso quiere decir mostrar su aspecto real sin cejas ni pestañas. Tampoco llevo peluca, me he puesto un gorro floreado de algodón para alegrar un poco mi cara. Me miro al espejo antes de salir para comprobar el resultado y pienso: «parezco una enferma de cáncer». Tiene gracia ¿verdad? Me da la risilla nerviosa.

A las 07.30 h realizo el ingreso, entro en la sala preoperatoria, la UCSI (Unidad de Cirugía Sin Ingreso). A partir de aquí el acompañante, mi marido, se queda fuera y le facilitan un link desde donde podrá descargarse una app e ir siguiendo la evolución de la paciente, o sea, si he entrado a quirófano, si estoy en el postoperatorio, etc. Todo muy moderno. Nos despedimos, controlo la sensación de abandono que me produce dejarlo atrás, como si no fuéramos a vernos más.

Siento frio y soledad. Una enfermera me indica el cuarto donde debo dejar mi ropa. Me entrega una bata quirúrgica y unas braguitas desechables y me cubro la cabeza con un gorro de quirófano. Guardo mis cosas en una taquilla y llevo la llave conmigo. Me siento en una butaca a esperar pacientemente hasta que me llamen para hacerme la mamografía y colocarme un arpón (como pez en la caña). Me ponen una vía con suero en la mano izquierda

La vida en pausa

y me dan una pastilla de Diazepan como relajante muscular. Esto último ayudará bastante.

La mamografía es un show. Se tiran más de una hora para obtener una imagen correcta del clic (el marcaje) que me colocaron antes de empezar todo el proceso, el cual parece estar bastante inaccesible, y por mucho que estiren del pecho, mi cuerpo tiene sus limitaciones. Soporto todo el 'magreo' estoicamente, pues extrañamente se ha apoderado de mí una inusitada calma (debe ser que el tranquilizante me ha dejado medio grogui).

Una vez localizado –no sin intentarlo una docena de veces y con todo tipo de posturas a cual más incómoda–, me anestesian la zona e introducen una especie de fino alambre (el arpón) hasta tocar el clic.

La mamografía es una de las pruebas más efectivas y más molestas que tenemos que soportar las mujeres si queremos prevenir enfermedades como el cáncer de mama. Quien inventó la máquina que comprime los senos hasta dejarte sin respiración tuvo que ser un hombre. Por cierto, la que he tenido el placer de padecer fue gracias a un donativo de Amancio Ortega, el de Inditex, según reza en una placa de la pared que me da tiempo a leer unas cuantas veces. No sé si debe ser una especie de publicidad subliminal, pero viendo la desnudez y la pinta que llevo en este momento, de buena gana saldría corriendo de aquí y me iría de compras.

Después de este mal rato, vuelvo a la sala de antes. He tardado más en hacerme la dichosa mamografía que supuestamente lo que va a tardar la intervención. No me da tiempo ni a llegar a la silla cuando veo a los camilleros esperándome para llevarme a quirófano. Siento escalofríos. A partir de aquí, la secuencia es confusa. Recuerdo a un par de enfermeros ayudándome a estirarme en una camilla, y ponerme una manta porque tenía mucho frío. Siempre hace frío en los quirófanos. Después me ponen una mascarilla y me dicen que respire que es oxígeno, y... ¡Adiós!

Un par de horas después, despierto en la unidad de reanimación y escucho la voz de quien creo es la doctora que me ha operado.

–Todo ha ido bien, te irás a casa en cuanto se pasen los efectos de la anestesia. Te hemos hecho un pequeño corte para limpiar la zona y extraer el ganglio centinela y... bla, bla, bla. –Sigo aturdida, no me entero de mucho más, pero me he quedado con lo principal: todo ha ido bien.

Nankurunaisa, eso es lo que quería oír. Cierro los ojos y me vuelvo a dormir contenta.

Estoy en duermevela, no sé cuánto rato llevo así, hasta que me obligan a sentarme y me ofrecen algo de comer, si se le puede llamar así a un zumo de piña y unas tristes tostadas de pan seco. Pero lo importante es que todo ha

La vida en pausa

ido bien y, en breve, me voy para casa con unas cuantas hojas de recomendaciones y las recetas de antibióticos, analgésicos y antiinflamatorios que tendré que tomar estos días.

Me siento bien, animada, con ganas de ver y abrazar a los míos. Venga, venga, seguimos avanzando, otra fase superada.

Ha pasado una semana desde la operación. Solo he tenido molestias los tres primeros días, después tan solo cuando hacía algún movimiento brusco o involuntario del brazo. He ido a hacerme una cura, me han retirado las tiras adhesivas que ayudaban a cicatrizar y han comprobado que tenía buen aspecto. Tengo una herida de unos tres centímetros. Tendré que hacer una serie de ejercicios para ir adquiriendo movilidad con ese brazo, pues tengo la sensación de que no puedo estirarlo lo suficiente y al tensarlo, duele. La enfermera me recomienda hacer como que voy escalando la pared con los dedos, subiendo progresivamente el brazo, lentamente, hasta llegar a un punto en que note que me cuesta, entonces fuerzo un punto más y descanso. Así, varias repeticiones, cada día, hasta coronar el Everest.

También aprovecho para pedirle un favor a la enfermera, ya que desde hacía unas semanas noto una molestia dentro del párpado, algo que parece una pestaña me roza y me produce lagrimeo. Resultaron ser varias pestañas muertas que se habían quedado adheridas en una especie de costra, por suerte consiguió quitármelas con unas pinzas sin hacerme daño. Era el último vestigio que quedaba de mis pestañas.

Durante un mes tengo que llevar las 24 horas un sujetador especial con cierres delanteros para mantener el pecho firme, lo cual es bastante incómoda, especialmente para dormir ahora que empieza a hacer calor. Tampoco puedo cambiar de postura; duermo casi siempre bocarriba para no cargar la zona de la intervención. Precisamente, suelo dormir del lado izquierdo… ¡Un mes así!

Todavía sigo experimentado los efectos de la quimio: el dolor y la sobrecarga en las piernas y la sensación de alfileres clavándose en las yemas de los dedos persisten. Esto llevará tiempo. El pelo va saliendo, aunque no al ritmo que yo esperaba. Me ha comenzado a cubrir la nuca, los lados de las orejas y el flequillo, pero justo en la parte superior de la cabeza brilla el cuero cabelludo y parezco un monje franciscano. Lo peor es que con el calor la peluca me produce picor y por momentos noto la cabeza ardiendo y me dan ganas de quitármela allá donde esté y lanzarla bien lejos. Estoy pensando en quemarla en la hoguera de la verbena de Sant Joan el año que viene.

No me creáis, no lo haré, pienso guardarla y donarla a una asociación para ayudar a otras mujeres en mi misma situación. O mejor incluso, podría crear una asociación, un espacio de encuentro donde realizar actividades, compartir pensamientos, emociones, y sobre todo hacer saber a otras mujeres que no están solas, que juntas podremos hacer frente a cualquier obstáculo que la vida nos ponga por delante. Quizás después del verano, si no volvemos a estar confinados por el dichoso coronavirus, empiece a reclutar amigas para poner en marcha el proyecto. Lo importante es tener un motivo que nos haga estar activas de nuevo y con ilusión de hacer cosas por los demás y por nosotras mismas.

Maria Del Valle

«Cada vez que abrazamos a alguien con gusto, ganamos un día más de vida».

Paulo Coelho

Maria Del Valle

Buenas noticias

10 de julio. Tengo un chequeo con la cirujana que realizó la intervención quirúrgica.

—Buenas noticias. El tumor ha desaparecido. Los análisis de tejido y de los ganglios extraídos durante la intervención han dado negativo. Todo ha ido satisfactoriamente.

Con estas benditas palabras me recibe la doctora que me tuvo en sus manos en el quirófano. Me dan ganas de abrazarla, pero seguimos con las estrictas normas de prevención del COVID-19, así que sonrío emocionada a través de la mascarilla y salgo de la consulta con esa extraña sensación de saber que todo se ha acabado por fin.

Ya no tendré más controles hasta de aquí un año, aunque tendré que hacer radioterapia dentro de unas seis u ocho semanas para prevenir que vuelva a reproducirse, es un procedimiento habitual en tumores como el mío.

Ha llegado el momento de los reencuentros con amigos a los que tenía ganas de abrazar y agradecer sus muestras de cariño y apoyo en todo este tiempo, celebrar con ellos la alegría de saberme recuperada. Después de estos meses complicados y sin apenas contacto humano, sin esa calidez y optimismo que nos generan nuestros seres queridos, volver a reunirme con ellos para mí es «media vida».

Dosifico las salidas, breves pero intensas. Siento la emoción en sus ojos y en sus reprimidos abrazos al verme con buen aspecto, «algo delgada, pero muy guapa», comentan. Claro que con el largo confinamiento que hemos tenido les he ahorrado pasar por el mal trago de verme en una de las peores épocas de mi vida, mejor así, pues así no guardaran en su memoria una imagen de mí que ni yo quiero recordar.

Debo ser prudente, pues la presencia del coronavirus sigue acechándonos, y estos días ha vuelto a dispararse la alarma con varios rebrotes en nuestro país. Ante la amenaza de volver a vernos recluidos en nuestros domicilios en breve, acelero los reencuentros. Siento la necesidad de sentir esa cercanía que ahora se me antoja tan preciada y costosa.

Estar enfermo te enseña el valor de estas pequeñas cosas inmateriales, cada muestra de afecto que recibimos es una carga electrónica que estimula nuestras células generando un bienestar infinito en nuestro cuerpo y mente. Y esa agradable sensación es la fuerza que nos impulsa a seguir remando contra viento y marea.

También he tenido visita con el oncólogo, la última del año. Hasta enero no habrá más controles rutinarios. Me reitera lo mismo que la cirujana, que todo ha ido bien, que no ha quedado ni rastro del tumor, y que tendré que realizar radioterapia. Esto será todo, no necesitaré un tratamiento de mantenimiento de tipo hormonal a base de pastillas como otras pacientes, ya que no serviría de prevención en mi caso, dado el tipo de tumor que he tenido. Pregunto si eso incide en que tenga más riesgo de reproducción y me dice que no, que tal como he quedado de 'limpia', esa posibilidad es muy baja. Son palabras muy optimistas y espero que también sean un buen presagio y no tenga que volver a pasar nunca más por algo así. Como digo siempre: «No hay que pensar en ello».

Después de un mes sin someter mi cuerpo a más químicos, empiezo a notar los cambios en positivo: menos hormigueo, más resistencia física y apenas dolores musculares. Voy haciendo mis ejercicios diarios con el brazo izquierdo para recuperar la movilidad, escalando paredes. Según el médico, «tengo que ser yo quien tire de la herida y no ella de mí». Es decir, que aunque me moleste, duela, o note tirón en la zona, tengo que ir forzando poco a poco hasta su completa rehabilitación.

El fin de semana aprovecho para salir y pasar el día al aire libre, realizar una pequeña excursión a la costa para ver el mar. Me tengo que conformar con verlo, ya que no puedo tomar el sol ni bañarme de momento, pues la piel está muy sensible tras la medicación, y como en breve me harán radioterapia tengo que evitar exponerme al sol. Incluso cuando voy por la calle debo ponerme crema solar de alta protección en la cara, hombros y pecho.

Da pena no poder disfrutar de la playa, no poder disfrutar de casi nada en realidad, porque si no es por el cáncer es para evitar el contagio del virus. En circunstancias normales estaríamos pensando en cómo íbamos a pasar las vacaciones de verano, organizando algún viajecito, etc. En lugar de eso ni siquiera sabemos si podremos ir a algún sitio, y si lo hacemos será una escapada cerquita de pocos días.

Este año está siendo extraño para todo el mundo. Vas por la calle y sorprende ver a la gente con mascarilla, ver algunos locales cerrados porque no han podido hacer frente al coste que les supuso bajar la persiana durante el confinamiento, ni han podido adaptar su local a las duras medidas de prevención. Otros simplemente tienen prohibido abrir, como las salas de ocio y las discotecas, incluso los gimnasios. No hay cines, ni teatros, ni los típicos festivales de verano… El panorama es desolador, hay mucho descontento y la población comienza a estar más hastiada que asustada.

Al mes de la intervención mantengo una charla por videollamada con la especialista de la unidad de radioterapia del ICO, haciendo uso de los recursos de las nuevas tecnologías ya que restringen las visitas presenciales por el tema del covid. Repasa mi historial clínico y comenta el «resultado espectacular» (palabras textuales) que ha producido la quimio deshaciendo completamente el tumor. En breve podré iniciar el tratamiento de radioterapia, que constará de dos fases: una primera de quince sesiones que irradiará todo el pecho y una segunda de cinco sesiones centrada en la zona donde estuvo la lesión.

Mañana mismo me realizaran un TAC para marcar la zona a radiar y me darán todos los detalles de las sesiones que voy a recibir, seguramente comenzaré en un par de semanas. También me informa de los efectos secundarios (siempre están ahí acechando), los más frecuentes son de tipo local: rojeces, picor, erupciones, inflamación y quemazón de la zona.

Otros efectos menos frecuentes que se pueden dar una vez acabada la radio, incluso hasta un año después, son: afectación del pulmón, causando neumonitis (un 7-10% de posibilidades) y del corazón causando pericarditis (un 5%) si el pecho a radiar es el izquierdo, como es mi caso. Nada que tenga consecuencias graves. Por lo tanto, no voy a obsesionarme ahora que estoy llegando al final, simplemente voy a seguir las recomendaciones y a cuidarme. Hay que confiar en que estamos en manos de buenos profesionales y en que la medicina es cada vez más precisa y efectiva.

«Les amitiés sont faites de petits riens...
de petits moments que nous vivons
avec chaque personne».

Antoine de Saint-Exupéry

Maria Del Valle

Tres minutos en pausa

El 17 de agosto comienzo radioterapia. Última fase. A un paso de la recuperación.

Han pasado dos meses desde que acabé la quimio. Cada día me encuentro mejor, incluso llego a olvidarme por momentos de todo este mal trago. Excepto cuando me miro en el espejo, entonces me viene todo de golpe. Pero sé que no me puedo quejar porque todo ha ido bien y he tenido buena suerte. La buena suerte de poder curarme, como me dijo una enfermera del Hospital Broggi cuando me lamentaba de que por desgracia otra vez estaba allí. Esto es como ver la botella medio llena o medio vacía. Sin embargo, tenía razón.

Soy muy afortunada. He podido disfrutar de unas breves vacaciones, días de mar y de montaña. Lo justo para desconectar de estos atípicos meses. He caminado descalza por la arena mojada y he visto preciosas puestas de sol, suficiente para llenarme el alma. Para ser felices, a veces, nos basta con muy poco.

Con las pilas cargadas me enfrento a la última etapa del tratamiento prescrito para cerrar de una vez este capítulo de mi vida: la terapia de radiación o radioterapia. Es un procedimiento clínico a seguir con diferentes tipos de cáncer como el de mama, que usa altas dosis de radiación para destruir células cancerosas, con ello se reduce bastante la posibilidad de reproducción y si quedase alguna por ahí desperdigada se eliminaría.

Es mi primer día en el Hospital Duran i Reynals. Me dirijo al área del ICO para pacientes oncológicos que han de ser tratados con radioterapia, me acompaña mi marido pero ni se baja del coche ya que seguimos con los protocolos de seguridad anticovid. Pregunto a un guardia de seguridad en la puerta de acceso del edificio más bajo, paso el control de temperatura y de desinfección de manos con gel, y me siento a esperar en una sala amplia y casi vacía, junto con dos o tres pacientes más.

Cada día tengo que estar aquí a las 8 de la mañana. Un enfermero asoma la cabeza por una de las puertas y me llama. Es mi turno. La puerta corresponde a un pequeño cuarto donde previamente dejo mi ropa y me coloco una bata azul que debo llevar y traer siempre conmigo (será mi uniforme a partir de ahora). Después me dirijo a la sala donde está la máquina de rayos, como yo la llamo, y tengo que decir mi nombre y fecha de nacimiento para que verifiquen que soy la persona que debe recibir el tratamiento y no otra (sería gracioso). No puede haber errores, ya que

La vida en pausa

todo está calculado al milímetro para que la radiación se dirija a una zona específica.

Me acuesto sobre una plataforma rígida sobre la cual hay un brazo articulado que sostiene una especie de platillo volante que se desplaza dibujando un arco por encima de mi pecho. Dos sanitarios acaban de ajustar mi cuerpo entre los límites de unos láseres rojos que se cruzan en varios puntos de la habitación.

El primer día estuvieron tomando medidas y ajustando mi posición: bocarriba, con el brazo izquierdo descansando sobre un soporte por encima de mi cabeza que cae ladeada hacia la derecha. Me recordaba a esas siluetas de tiza blanca que dibuja la policía en el suelo, en el lugar donde se ha hallado un cadáver. Incluso me tatuaron tres puntos negros marcando los vértices de un triángulo imaginario bordeando el pecho.

Una vez que se aseguran de que estoy bien colocada, empieza el show. Me dicen que no me mueva, que será rápido. Ellos se retiran y yo me quedo quieta en esa posición, sin moverme ni un ápice, unos tres minutos.

Una pausa de tres minutos. ¿Cuántas cosas pueden acontecer en tres minutos? Puede pasar la oportunidad de tu vida o simplemente puede que no pase nada.

NADA acontece fuera de mí, TODO en mi interior.

Tengo miedo incluso de respirar porque con los nervios y la mascarilla puesta se me altera la respiración y mi pecho se infla más de lo normal, y me preocupa que ese leve movimiento pueda alterar mínimamente los estrictos límites entre los que me encuentro. Intento pensar en otra cosa, concentrarme en algo que me ayude a pasar la tensión del momento. Pienso en el balanceo de las olas del mar que suele producir un efecto relajante, pero me cuesta visualizarlas. Pruebo a repasar mentalmente las noticias que he leído antes de entrar en un diario digital desde el móvil y parece funcionar.

El tiempo pasa rápido, casi ni me entero. Los láseres rojos se apagan y entra una auxiliar para decirme que ya puedo moverme, me ayuda a incorporarme y a bajarme de la máquina. Me voy por donde he venido: por la puerta 8 o 9, recojo mis cosas y hasta la mañana siguiente.

Al llegar a casa toca ponerse crema hidratante en el pecho. Debo aplicármela unas cuantas veces al día, cuantas más mejor, pues así evitaré que la piel se resienta y surjan rojeces, granitos y otros problemas de los que estoy prevenida. Por la mañana, antes de ir a la sesión, tengo que lavar bien la zona y retirar cualquier resto de crema para que no actúe como una pantalla.

Esta es la rutina de cada mañana, de lunes a viernes. Sesión de radio y almuerzo en una cafetería cercana. He vuelto a tomar café, durante la quimio dejé de hacerlo para evitar excitantes que pudieran ponerme más nerviosa de lo que ya estaba. Me acostumbré sin problema y eso que era de las que se toman mínimo 2/3 tazas al día. Ahora que lo vuelvo a tomar, lo aprecio mucho más, incluso sin azúcar. Vamos a ir eliminando edulcorantes innecesarios y perjudiciales para la salud.

Ya llevo la mitad de las sesiones de radio y considero que mi pecho aguanta bien, de momento se ha oscurecido un poco la zona de la axila y de la cicatriz. Para calmar las molestias y el picor, me estoy poniendo paños o gasas humedecidas en una infusión de tomillo (mano de santo) que mantengo fresca en la nevera. Y a todas horas voy reponiendo la crema sobre la piel radiada. Los médicos no te prescriben ninguna en particular, lo importante es tener la piel muy hidratada. Yo voy alternando entre varias, desde la típica Nivea que te recomienda todo el mundo, hasta una con extracto 100% puro aloe vera. También las guardo en la nevera porque al aplicarlas frías tienen un mayor efecto calmante.

Este mes de septiembre me he hecho una promesa: dejar de usar peluca, de una vez por todas. Desde que empecé con la radio, he ido sin ella al hospital, pues veía a otras chicas que tampoco llevaban ni peluca ni pañuelo y eso me ha ayudado a superar todos mis complejos. En otras situaciones, me cuesta un poco más. Cuando voy por el barrio a comprar o pasear, aún salgo con ella o con un pañuelo, pues trato de evitar situaciones incómodas con conocidos a los que no me apetece dar explicaciones.

Me falta ese impulso final que me infiera el suficiente valor para aceptarme con mi nuevo aspecto.

No he tenido que esperar mucho. Han venido a casa unas amigas de la universidad, unos ángeles también, y al verme sin peluca me han animado a salir a la calle con mi nuevo «corte atrevido», tal y como lo describió uno de mis hijos. Me he sentido tan arropada y estimada que me he envalentonado y he vuelto con la peluca en el bolso.

A partir de aquel día guardé la peluca en su envoltorio original, en el fondo del armario, para no tener la tentación de ponérmela. Espero no volver a utilizarla nunca más.

Vuelvo a ser yo, empiezo a reconocerme en el espejo. Ha llegado el momento de decir adiós a la extraña que ha ocupado mi lugar todos estos meses. Estoy pletórica con mi nuevo aspecto, vuelvo a tener pestañas y cejas, y este *new look* rapadita no está tan mal. Estoy en ese punto en que si me miran no saben si llevo el pelo tan rapado por una enfermedad o porque me he pasado de moderna. ¿Cuántas veces hemos mirado disimuladamente a una persona porque su aspecto nos hacía pensar en que estuviera pasando por algún proceso de cáncer? Somos así de curiosos por naturaleza, supongo que pensamos: ¡Uf, que no nos toque nunca!

La vida en pausa

Pues ya veis lo frágil que es la línea que nos separa de la salud y la enfermedad. Un consejo para los que estáis en el otro lado de la línea: no necesitamos compasión, ni ser tratados diferentes por tener una enfermedad, solo queremos seguir con nuestra vida normal, igual que el resto de los mortales, así que ¡ya está bien de tabús!

El 10 de septiembre tengo el último encuentro con la máquina láser, y doblete, dos sesiones seguidas con doce horas de separación entre una y otra, ya que el día 11 es festivo, día de la Diada Nacional de Catalunya. Por norma tiene que haber transcurrido un mínimo de ocho horas antes de volver a radiar la zona. Prefieren dármelas seguidas para acabar con el tratamiento. Coincido con ellos, cuanto antes se acabe, mejor.

Todo el contorno del pecho se ha ido oscureciendo, tengo la teta *torradeta*, como cuando te haces una tostada y quedan las marcas de las rejillas, pues igual. Tengo una franja más oscura que cruza el pezón y, ahora que estoy acabando las sesiones, me empieza a molestar un poco. Mientras no empeore (me salgan grietas, prurito, etc), lo único que he de hacer es seguir con el ritual del tomillo y la crema.

Cada semana, un doctor y un responsable de enfermería se han ido turnando para hacerme el seguimiento. Mi evolución ha sido buena, los efectos secundarios no han pasado del nivel 1, como apuntaron los sanitarios.

La verdad es que todos los profesionales muestran una gran calidez humana, tan solo si tuviera algo que reprochar seria la atención recibida a través de las visitas telefónicas por parte de algunos facultativos. Entiendo que el protocolo impuesto por la pandemia recomienda que sea así, pero con lo desprotegido y angustiado que te sientes ante una experiencia como la nuestra, deberían hacer lo posible por estar a tu lado, atenderte presencialmente para asegurarse de que estás bien. A veces necesitas ver la cara de un médico para que se produzca ese efecto tranquilizador que tanto necesitas.

Todo este proceso no es fácil de sobrellevar, y claro que puedes dar tu versión por teléfono de cómo te encuentras, pero no deja de ser muy subjetivo. Sin un examen presencial, ¿quién te garantiza que tu estado físico y mental es el adecuado? Incluso podríamos necesitar apoyo psicológico para afrontar nuestros miedos y canalizar nuestras emociones. Es algo que no descarto, aunque hasta la fecha mantengo el equilibrio en la cuerda floja. Mi terapia ha sido escribir y salir a caminar para liberar la tensión acumulada. Debemos encontrar esa herramienta que nos ayude a alcanzar el bienestar que necesitamos, ya sea un amigo, una actividad o una afición. Lo importante es mantenerse activo.

15 de septiembre. Otro capítulo acabado: ya no me tengo que pinchar más heparina. Después de siete meses poniéndome inyecciones diarias –un engorro, la verdad,

tenía el abdomen lleno de moratones y a veces ni sabía dónde pincharme–, he tenido visita con la cirujana vascular que ha comprobado el estado de las venas y arterias de mi brazo derecho para cerciorarse de que estaban perfectas.

Le pregunto por la posibilidad de sufrir trombosis en el futuro.

–El riesgo puede existir siempre, pero la trombosis fue provocada por un factor externo que ya se ha eliminado –la doctora lo medita un momento– por lo tanto, eso reduce la posibilidad al mínimo.

Una vez retirado el catéter intravenoso y finalizado el tratamiento ya no debería haber riesgo, pero más vale estar prevenidos.

Maria Del Valle

La vida en pausa

«Lo que suceda hoy depende de mí,
yo debo escoger qué tipo de día voy a tener.
Que tengas un gran día…
a menos que tengas otros planes».

Mario Benedetti

Maria Del Valle

En modo Play

19 de noviembre. Hoy he solicitado el alta médica.

Se acabó esta pesadilla, cierro el paréntesis. Hay una frase dando vueltas en mi cabeza que aún no me atrevo a pronunciar en voz alta.

«He superado el cáncer»

Benditas cuatro palabras que escribo entrecomilladas, cuando deberían llevar luces de neón con destellos de vivos colores que revelen como me siento de eufórica en estos instantes.

En diciembre del 2019 comenzaba este relato en primera persona. Una fecha que me recordará siempre el momento en que recibí la peor de las noticias que te puedes esperar cuando te haces un chequeo médico. Me detectaran un tumor maligno y en ese instante creí morir. No era consciente de que era todo lo contrario, gracias a ese control preventivo al que me sometía cada año pude llegar a tiempo para ponerle remedio y superarlo. Hoy siento que en realidad he vuelto a nacer o, como se dice en situaciones como esta, «la vida me ha dado otra oportunidad». Tengo que aprovecharla.

Han sido unos meses difíciles. Un 2020 terrorífico que estoy deseando que acabe para cerrar el círculo. Sin pretenderlo, vuelvo a tener fe en el año nuevo para que se lleve muy lejos todo lo malo que ha traído este. Dicen que nadie sale ileso de una experiencia así, que quedas marcado y ya no vuelves a ser el mismo. No sé qué pensar, seguro que me ha cambiado, indudablemente. Pero aún siento un amasijo de emociones en mi interior que debo ir desgranando poco a poco.

Cuando pienso en esos primeros días, me veo temerosa e insegura, angustiada porque me esperaba un duro camino. Nada que ver con la persona que soy ahora con las herramientas mentales que la enfermedad me ha generado. Este es mi pequeño triunfo. Estoy en la cima y voy a regodearme unos minutos antes de iniciar el descenso lento, pero con pasos firmes. Me había subestimado, a menudo lo hago, pero mi cuerpo y mi mente son más fuertes de lo que creía.

La adversidad nos hace vulnerables y, a menudo, egoístas, porque nos volvemos dependientes de nuestros seres queridos, sientes que sin sus palabras de apoyo y sus cuidados no podrás mantenerte en pie. Luego descubres que ellos no pueden hacer más de lo que ya hacen por ti y tienes que encontrar fuerzas en tu interior y aprender a caminar sola, pero sabes que ellos van a estar ahí para echarte una mano si te ven flaquear. Entonces piensas en esa lista de personas cercanas, familiares y amigos, con los cuales te has llevado sorpresas muy gratas y también grandes decepciones.

Me quedo con lo positivo y las muestras de cariño por parte de tantas personas a las que les estaré siempre agradecida, del resto me olvidaré ya que no se merecen que ni mi cabeza ni mi corazón les dedique tiempo.

¿Qué va a pasar a partir de ahora?

Aquí acaba mi vida en pausa. La rueda vuelve a girar. Estoy a punto de apretar el botón de «Play» y de volver a la rutina: al trabajo, a mis aficiones, a mis idas y venidas, a como era mi vida antes de esta forzosa pausa, aunque condicionada por las nuevas restricciones impuestas por la presencia del dichoso virus. Ya nada volverá a ser lo mismo, ni para mí ni para nadie. Es extraño que mi enfermedad haya coincidido con el peor año para toda la humanidad.

Será difícil olvidar lo vivido. Tengo una cicatriz que me lo recuerda cada vez que me quito la ropa y dolores que perduraran hasta Dios sabe cuándo. Pero qué es la vida sino cambio continuo, superación, adaptación, resiliencia... La clave para seguir adelante está en aprender a valorar lo que tenemos, estar bien con nosotros mismos y disfrutar el presente.

Cierro un capítulo transcendental en mi historia, y dejo por escrito esta experiencia cara a cara contra el cáncer, con el propósito de que le pueda servir de ayuda a otras personas que pasen por este trance. En ningún momento he pretendido hacer pedagogía, ni dar explicaciones científicas porque para eso ya existe demasiada literatura al respecto.

He intentado mostrar con naturalidad una realidad, de la misma manera que me hubiera gustado que me la contaran a mí. Contarlo para quitarle hierro al asunto, sin tabús, para saber con qué situaciones y qué efectos secundarios vais a tener que lidiar, sabiendo lo que os espera a lo largo de todo el proceso y no dejando que os persiga ese temor a lo desconocido que se pega como una lapa.

«Todo va a ir bien». Este es el mensaje con el que os tenéis que quedar, no os podéis permitir pensar de otra manera porque tenéis mil razones para confiar en que va a ser así y el ejemplo de todas las que hemos estado ahí y lo hemos superado.

Sobrevivientes, eso es lo que somos.

Acerca de la autora

María Del Valle López (Barcelona, 1969)
Desde su infancia mostró gran afición por la lectura. Con frecuencia acompañaba a sus padres al Mercado de Sant Antoni en Barcelona para comprar libros de segunda mano y descubrir nuevos tesoros.

Se licenció en Periodismo por la Universidad Autónoma de Barcelona y en Teoría de la Literatura y Literatura Comparada por la Universidad de Barcelona. Ha trabajado en bibliotecas públicas y en diferentes medios de comunicación, en ONG y gabinetes de prensa, entre otros.

Ha participado en varios concursos de narrativa y conseguido un premio local en la categoría de microrrelato, pero nunca imaginó que su primera obra publicada, *La vida en pausa*, sería un diario personal sobre uno de los peores capítulos de su vida. Si algo positivo ha sacado de esa experiencia es este inspirador relato que ha querido compartir con todos vosotros.

📷 @lavida.enpausa

✉ mardvallelo@gmail.com

Maria Del Valle

La vida en pausa

Maria Del Valle